叢書・ウニベルシタス　1136

病い、内なる破局

クレール・マラン
鈴木智之 訳

法政大学出版局

Claire MARIN
LA MALADIE, CATASTROPHE INTIME

病い、内なる破局　目次

凡例

一、本書は Claire Marin, *La maladie, catastrophe intime*, Presses Universitaires de France, 2014 の全訳である。

二、原文の《 》は「 」とする。イタリックは傍点などで強調し、書名は『 』とする。

三、原注は（ ）にアラビア数字を付けて本文の傍注とし、訳注は〔 〕で漢数字を付けて各章末に付ける。注はいずれも章毎に番号を振り直す。なお、〔 〕は訳者が読者の便宜を考慮して新たに挿入したものである。

四、引用で、邦訳があるものはそれを参照しつつも、原著者の引用の文脈を考慮して訳者があらためて訳し直したり、表記をあらためたものがある。

自分が自分でなくなることの傷

弦楽器のなかでは、共鳴箱にとりつけられた小さな部品が魂となり、音質に影響を与える。この部品が傷むと、「魂の損傷」という詩的な診断名が与えられる。この表現が、以下に語りたいと思うことを、かなりよく表している。ヴァイオリンと同じように、人間存在のなかにもおそらく、見えない小さな部品があって、それがずれたり罅割れたりすると、存在の音調が深いところで変わってしまい、内的な小さなメロディーを奏でることができなくなってしまう。この基礎的な均衡、主体の同一性の本質的な要素がずれてしまうこと。それは、どのような名前で呼ばれるにせよ、病いのひとつの様相にほかならない。傷は決して身体的なものにはとどまらない。それはしばしば、その人の全体に及ぶ。

ほとんどの場合、病いについては、その外的で可視的なしるしが語られる。症状、傷跡、はっきりとその人に特異なしるしを与えるもの。その人を病人として指し示すもの。抗レトロウィルス治療によって落ちくぼんだ頰に点々と広がる水痘、コルチゾンでむくんだ顔がさらにやつれた時の輪郭線。病いとその治療は、病む人の体や顔の上に読み取られる。しかし、病いは外に表れる現象にはとどまらない。それは、内なる経験でもある。それは、その人の奥深くに入り込み、はまり込んで、痛みを伴いながら、同一性の感覚に深く紛れ込む。病いは、文字通り破局《カタストロフ》であり、内的世界の、病む人の同一性の感覚の、その存在の感覚それ自体の激しい動揺である。それは断絶であり、存在の持続性の損傷であり、同時に、世界と自己の表象の暴力的な攪乱、混乱であり、基準点の喪失でもある。この倒壊のなかで、病いは病む人に、否も応もなく、新たな身分〔同一性〕を割り当てる。病む人は、その身分を自分のものとは思えず、時には他の人もそれをその人のものとは思わない。しばしば否定的なものとして、自分の価値を引き下げる、屈辱的なものとして受け止められる身分。ジョルジュ・カンギレムが正確に見ていたように、この失墜の感覚は、病いの二次的な効果ではなく、病いの本質的な様相のひとつである。〔一〕だからこそ彼もまた、配慮と治療の特別な形を求めている。だが、自分が自分ではないという苦しみを治療することを、誰がなしうるだろうか。誰がそのやり方を知っているだろうか。そのような治療とはどのようなものだろう。自分自身が失われてしまったという感覚をもつ人の苦しみを前にして、いかなる実践が、いかなる言葉が、いかなる身ぶりが可能だろうか。この同一性の傷を治療することができるだろうか。

たしかに、この「実存的」ないし「存在論的」治療は、生命に関わる病状の場合には、処置や手術や医学的治療に比べて、緊急性が低く見えるかもしれない。しかし、生物学的緊急性があるからといって、次のことを忘れてはならない。治癒や寛解は、病いが患者からその生活を奪い取り、患者がその病いのなかに埋没し、病いが病者の同一化の唯一の基準となり、その人自身の固有性を掻き消してしまうという状況のもとで、患者の傷ついた同一性への治療を行うことを条件としてもたらされるものである。カンギレムは、「治癒を求めない病者」(1)の特異な事例を挙げている。(2)彼らは、病いによって割り振られた身分に閉じこもっている。自分自身がそうであった病者の像にとりつかれた患者たちは、病いによって授けられるこの不安に満ちた、しかし時には魅惑的な姿から解放されるにいたらない。

破局的経験としての病いの、この深層からの動揺は、それを生きている人にとっても、それを理解しようとする哲学者にとっても、私たちの存在の連続性に関する、主体の内なる統一性の感覚においてとらえられるその持続に関する、存在論的な検討の機会となる。実際、時として病いは、この内的な連続性の問い直しとして経験される。何度も、その問い直しが、現実のものとして課せられる。病んでいる時には、（このまま死にはしないとか、死は困難ではないとか、苦痛ではないといった）ふりをすることができなくなる。したがって、病いはまた、同一性の感覚の脆弱さをふり返ることを強い、いくつかの厄介な、危険な問いに直面することを余儀なくさせる。そうした問いを自らに投げかけることを、普段私たちは用心深く避けている。それは、自分自身が誰なのか、そして病いによってもたらされた内なる差異を暴力的試練として受け止めながら、なお自分自身であり続けることができるのかに関わる問いである。

（1） Georges Canguilhem, *Écrits sur la médecine*, Paris, Seuil, 2002, p. 84-85.

たとえば、アルツハイマー病のようないくつかの病気の場合には、主体の内的な連続性に関する、しばしば誰の目にも明らかな、ほとんど劇的と言ってもいいような問い直しが生じるのだが、同じことがそれよりずっと軽微な病状においても直観的に把握される。ちょっとした病気でしばらくのあいだ家から出ることができなかった子どもは、自分がいなくても世界が回り続けていることを発見して、びっくりしてしまう。しかし、まさにこの不在の経験、「ちょっとした」社会的な「死」の経験こそ、病いが私たちに経験させるものであり、それは、自分自身の生の本当の喪失に転じかねないものなのである。それは、宙づりの生、奪われた生の経験である。すべてが不確かなものになることによって、宙づりにされた生。その固有の時間性をもった、危機的な加速と、独特の遅さと、特有のリズムをもった生。

宙づりの生という視点は、生活のなかで病む人が置かれている位置の、極端な居心地の悪さを表している。何ひとつ確かなものはなく、何ひとつしっかりと定着せず、何ひとつ前提にできない。おそらくそこにあるのは、私たちの実存的状況の実相に関する、ひとつの啓示にほかならない。病いの特性は、元々の生活を形作っていたフィクションを消失させることにある。私たちの同一性に基盤を与えている連続性と持続の形に対する信頼を消失させるのだ。病いは、この信頼の条件を宙づりにし、私たちの生活の、さらにはまた私たち相互の紐帯の脆弱さに関する問いを投げかける。病いは、私たちの同一性の感覚の強度を問い直す。それは、すかすかになり、ぼろぼろになり、崩れ落ちる。身体的なものであれ精神的なものであれ、病いの語りのなかには、崩壊と亀裂に関する多種多様なメタファーが見いだされる。病いは、濃密な存在のなかに生じた裂け目をあらわにさせる。病いは、生命の皮膚に生じた擦り傷のようなものである。病む人は、ぼろぼろに裂かれ、アンリ・ミショー〔三〕の示したイメージを用いれば、「レース」のように、あるいは「針金人間」のようになる。

ポール・リクールの表現を借りれば、病いは私たちの「生が本質的にほころびている」[2]ことを示すのだと言えるだろう。しかし、まさにこの生のほころびに、病者は苦しんでいるのである。では、その時、治療の役割とは何であろう。「繕うこと」「誂え直すこと」であろうか。この傷ついた同一性を、いかなる治療が修復しうるだろうか。いかにして治療は、形成外科の語彙をそのまま使うならば、病む人の「再建」にいたりうるのだろうか。したがって、医学的治療や外科医療や純粋に技術的な行為の内には答えを見いだすことのできない実存的視野に立って、治療を再考してみなければならない。もう自分自身ではないという苦しみをいかに治療するのか。問いを別様に立てれば、治療とは私たちの何を治療するものなのか。自分が病者となり、人が自分を治療してくれる時、私たちは何を期待しているのだろうか。

かくして、この小さな研究書は、病いの経験と、その試練によって揺さぶられた同一性の感覚と、先に「同一性の傷」と名づけたこの固有の傷に対する治療の役割との関係について問いを提起するものである。私たちは、治療の価値、さらにはその存在論的用途を問い、病いによって損なわれてしまったものがあるとしても、治療が、生の躍動、生と人生と他者への信頼を取り戻すことを目指すように提案する。私たちは、治療が病む人の苦しみや要求に対する関わりと配慮としてとらえられる時には、その荒んだイメージを修復し、生きようとする病者の欲望を目覚めさせ、病いに固有のつらさや不安から病者を解放することができるのだという考え方を擁護したい。

（2） Paul Ricœur, *Philosophie de la volonté, t.1 : Le Volontaire et l'Involontaire*, Paris, Aubier, 1988, p. 426〔ポール・リクール『意志的なものと非意志的なもの（Ⅲ）』、滝浦静雄・中村文郎・竹内修身訳、紀伊国屋書店、一九九五年、七九九頁〕。

訳注

〔一〕　ジョルジュ・カンギレムによれば、個々の生命体は環境とのあいだに相対的に安定した均衡状態を構成し、これを「規範的＝正常な（normal）」ものとして生きている。なんらかの要因によってこの規範的な状態が崩れ、有機体が「破局的」な反応を示すところに病理的な状態が生まれる。「疾患」が現れるのは、「そのときまで自らの環境と均衡の関係にあった存在の実存が、危険なまでに障害を被るとき」であり、この時「環界とのその関係において、正常な有機体にとって適合していたものが、その変容した有機体にとっては不適合なもの、あるいは危険なものとなる」（Canguihem, *La connaissance de la vie*, 1965, 杉山吉弘訳『生命の認識』法政大学出版局、二〇〇二年、一九二頁）。この病理的状態は、正常な状態からの一時的な逸脱ではなく、存在が「別のもの」になるということだとカンギレムは論じる。「ある個人が自らを病気であると感じたり、自分は病人であると言ったり、病人として振舞ったりしはじめるとき、そのひとは別の世界へと移行したのであり、彼は別の人間になったのである」（同上、一九四頁）。

〔二〕　カンギレムは「治癒の教えは可能か（Une pédagogie de la guérison est-elle possible ?）」と題された論考のなかで、かつての結核患者、現代におけるがん患者のなかに、差別への不安から治癒を受け入れることのできない者がいることに触れた上で、「自らの病いの内に、自分に相応の幸福を見いだす病者がいる」ことを指摘する。「医療的な介入への消極的な抵抗の内に、病者は自らの縮小した、従属的な状況への一種の代償を求める。そのようにして、治療的関係のなかで自らの主導権を確保しようとする」（*Écrits sur la méde-cine*, Seuil, 2002, p. 85）。

〔三〕 アンリ・ミショー（Henri Michaux, 1899–1984）は、ベルギー生まれの詩人、画家。夢や幻想、薬物による幻覚などによって開示される内的世界の探求を行った。詩集『試練・悪魔祓い』には、「長い病気の終る頃、深い貧血の終る頃、私は糸人間たち（les hommes en fil）に出会った」（小海永二訳『アンリ・ミショー全集一』青土社、一九八七年、五〇三頁）という詩句を読むことができる。「レース（dentelles）」や「針金人間（homme en fil de fer）」の出典は未確認であるが、ミショーの絵画作品のなかには、糸や針金でできたように見える、存在自体が「粗」であるような人間のイメージを多数見ることができる。

1　病いと同一性

　病気になると、自分で自分がうまく感じられなくなる。私たちはもう、完全に自分自身のままではない。では、いったい誰なのか。病いは私たちをどのように変えてしまうのか。病いとは、自分自身を弱らせ、力を減じさせる経験であると見るのが一般的である。最も厳しい状態においては、病いが自分から何かを奪い取り、自分をよそよそしいものに変えてしまい、自分自身にとって見知らぬもの、他の人々とは無縁のものにしてしまうのだと言われることも稀ではない。病いは私たちを何者にしてしまうのだろうか。そもそもそれは、何者かになるということなのだろうか。それとも、何者かになるという生成の過程が滞る契機、主体が解体する経験としてそれを考えるべきなのだろうか。

病いは、とりわけ重篤ないし慢性的な疾患の場合には、主体の同一性の感覚を根底から問い直させる経験である。少しでも近づいてみれば、病いが主体を、その身体性だけでなく、その心理においてもまた変質させていることを容易に示すことができる。しかも、病いは同時に、人が自らを理解し、自分の姿を思い描き、自己規定する、その様式までも変えてしまう。同一性の感覚に対するこのネガティヴな波及効果は、「内なる破局」として読むことができる。内的世界が動揺し、人は自分がそこにいることを明確には認識しえず、自分の姿を認めることができない。病む人は、自分自身の生のなかで道に迷ってしまったかのようである。その内的世界はひっくり返って、上も下も分からなくなっている。

しかしながら、病いを同一性の破局と見るここまでの読み方は、病いの経験に関する一定数の証言と一致するとしても、まだ十分ではない。このような見方は、「同一性の核」の存在を問い直すことなく前提に置いているからである。しばしば、主体の真の同一性が存在するのだと見なされ、病いが身体的ないし心理的な試練によってこれを変形、または消失させるのだと考えられている。しかし、この初発の同一性、「本来の」同一性とはいかなるものだろうか。単純にそれは存在するのだろうか。それとも、病いによって自己を見失ってしまったと考える人の回顧的な幻想、ノスタルジックな表現にすぎないのだろうか。主体は失われてしまったのだろうか、それとも、その存在の剝き出しの姿において発見されたのだろうか、と問うことができる。主体は、習慣の覆いの力が病いによって一掃されてしまったあとに、特性も資格もないもの（特性の欠如に苦しむ存在）として見いだされるのかもしれない。

この時、病いの内に、主体を破壊する力を見るべきだろうか。それとも、自己とは深く根づいた習慣によって織り上げられたもので、強い暴力が経験されればたちまち表層的虚構として姿を表すのだということを明らかにする、啓示的な存在論的経験を見るべきなのだろうか。後者であるとすれば、私たちの「真の同一性」とは、さまざまな習慣的思考や姿勢の身体化や内面化の帰結にすぎず、本性ではなく、生活の習慣でしかないことになるだろう。病いが示すもの、それはおそらく、私たちの存在様式の内に不動のものはひとつもないということなのである。それを根こそぎ覆そうとする力に完全に抗することができるほど強固なものは、何ひとつないのだ。

実際に、主体の骨組みのあやふやさ、その同一性の作り物的性格が、病いによって暴かれることがある。病いは、保持しがたい同一性、主体がそれに苦しんでいるまがい物の同一性を明るみに出してしまう。それは、とりわけ精神分析家ドナルド・ウィニコットが偽りの自己という概念を通して主題化したものである。(3) 病気は、同一性のおさまりの悪さを明らかにし、偽りの自己の仮面を告発する。偽りの自己は、外在的な圧力によって作り出され、密かに主体を苦しめている。病いは、支えきれない同一性の徴候、内的な緊張の身体化であり、それを意識化させることによって、主体を解放するものにもなりうる。解体された同一性は、主体が「自分自身」と合意しながら浮上することを可能にする。他方で、当初の同一性が前提にしていたもの、すなわち、それが本当の同一性であって、病いがそれを危うくしてしまうという前提もまた、同一性それ自体が病理的なものとなる場合には異議を唱えられることになる。当初の同一性が病いによって動揺させられるのではない。そ

(3) Donald W. Winnicott, « Le concept de faux soi », in *Conversations ordinaires, Paris, Gallimard,* « Folio Essais », 2006, p. 93 sq.〔ドナルド・ウィニコット「偽りの自己の概念」、『ウィニコット著作集3　家庭から社会へ』、牛島定信・井原成男・上別府圭子訳、岩崎学術出版社、一九九九年、五五頁〕。

れは、病いの対象そのものなのだ。虚言症や統合失調症のような精神疾患においては、同一性は不安定で、不確かで、とらえどころがなく、しばしば多重的である。それは、混沌として苦痛に満ちている。その患者たちにとっては、同一性の確かな基盤となるような生活の習慣が存在しない。揺れ動き、薄弱で、断片的で、散漫な同一性が存在し、治療者たちはこれに最低限の安定性をもたらそうと試みる。とりわけ、患者を何らかのルーティンのなかに組み入れ、反復の力によってその不安定な存在を補強しようとするような治療によって。

ここで、先に示した第一の図式が、幾重にも枝分かれした樹形図に形を変えることが理解される。同一性の感覚が常に病いに先だってあるわけではない。例えば、自閉症の場合には、患者はある時点で病いに罹るわけではない。その人はずっと自閉症なのである。病いは、その人の同一性を動揺させるわけではない。病いはその構成要素のひとつ、さらには主要な構成要素である。

そのほかの場合でも、主体とその自己感覚を侵食する恐れのある病いは、ずっと潜在的な状態にあったり、恒常的な危険であったりする。それは、水かさが増して、砂の城を浸してしまう波のようであったり、それを一撃で破壊する稲妻のようであったりする。その時には、主体が「その人本来の」同一性に帰還するという意味での治癒は存在せず、ずっと、危機的な増悪と小康状態〔寛解〕の不安定な均衡だけがあるのだ。主体は、「正常な」同一性と病理的な同一性のあいだでかろうじて保たれ、不確かで、ふらふらと揺れ動いており、その人の同一性はおそらく、この両者の狭間、この存在論的未決定のなかにしか存在しない。同一性それ自体が病いの対象となるということは、おそらく、私たちの第一の仮説に対する反論ではなく、むしろその確証である。すなわち、病いは、その原因において身体的な病気であれ精神的な病気であれ、同一性の感覚について私たちに多くのことを教えてくれる。それは、同一性が直接的に脅かされる場合であっても、望まれざる効果として二次的にそうなる場合であっても同様である。

最も劇的な状態にあっては、主体の同一性は病いによって飲み込まれ、麻痺したようになる。病者は、病者以外の何者でもなくなり、この唯一の身分の虜になり、病いがその人の生のなかに形作った心的外傷によってしるしづけられ、そこから抜け出すことができなくなる。病いは、他のトラウマ的な経験と同様に、生活習慣を断ち切り、同一性の感覚を深層において動揺させる。このような場合には、治療は、動きをよみがえらせ、停止状態にあった物語を再び軌道に乗せ、よそよそしいものとなってしまった身体や思考と主体とを和解させ、はからずもそうなってしまった現在の自分に慣れさせることにある。生のなかの裂け目としての病いは、同一性の内的な力学を浮き彫りにする。というのも、病いは同一性を固着させ、しばしば患者は、誇張されてこわばった、自分自身の戯画でしかないものにさせられてしまうからである。病む人は、病理的生活の規範、ほかに選ぶ道のない生活の一枚岩的な規範の虜となる。健康な人間は常に、さまざまな他の生活の可能性を思い描くことができる。それに対して、病む人は、そのような考えを抱くという贅沢が自分には許されていないことを知っている。病む人は、病いが自分に押しつけている、貧弱化した同一性に釘づけにされる。

病む人の同一性は、この時、かすれて消えかかった同一性として現れる。主体は、もはや自分自身の影でしかない。自分はしぼんでしまった、「自分自身の半分」に縮んでしまったと感じる病者は、縮小の感覚、さらには手足を切断されてしまったような感覚を訴え続ける。しかし、病いのなかには、同一性に対する別様の関係を考えるべきだと言う人もいる。そこにあるのは、自己の消失ではなく、出現なのだ。それまで支配的だったものとは別の主体の可能性が開かれているのだ、と彼らは主張する。そのように、別のさまざまな形の自分が存在するのであって、病いはそれを呼び起こすことができるのだという考え方が提起されうるのである。神経心理学者オリヴァー・サックスの言葉を借りれば、精神の疾患に罹った患者たちのなかには、いつも「ぴくぴくと震えている自己」が存在する。病いに罹ると主体が消滅し自己が失われるのだという考え方に抗して、普段は他のさまざまな自己の可能性を抑えつけている自己が、病気の時には、小さくなったり姿を隠したりするのだと言う人がいる。潜在的な他の様態が、病いによって表出されるようになるというのである。この比較的前向きな見方においては、ある種の病気は、同一性の再形象化、あるいは新たな同一性の形の出現として解釈される。当初の同一性の消失のなかに湧き上がるのは、存在論的空白ではなく、多様な可能性なのである。その時、病いは、主体の基本的な、しばしば気づかれずにいる可塑性と、可能なさまざまな同一性の潜在的な共存を明らかにするのである。

したがって、同一性と病いのつながりの分析に関しては、二つの異なる存在論的仮説を描き出すことができる。しかし、それらの仮説はいずれも同一の事実確認にたどり着くように思われる。それは、習慣の力の確認である。自分のものと見なされる同一性を構成する時も、一人の主体が取りうるさまざまな可能性のなかでひとつの同一性に支配的な位置を保たせる時も、習慣が力を発揮している。そして、二つの仮説はまた、治療を考える上でもいくつかの道筋を開いてくれる。患者がかつての同一性を取り戻すこと（病いによって変形を強いられたとしても、可能な限り元の同一性に近づくこと）を助けるべきなのか、それとも、新しい存在〔生活〕の形を発展させ、社会的で情動的な、内なる同一性が、かつての自分自身のそれとは異なるものとして現れてくるように導くべきなのか。病いを、変貌する力、変化へのうながしと見なすべきなのか。それとも、自己感覚の基本的な同一性の諸要素を維持しようと努めるべきなのか。

2　自分を見失う苦しみ

「喪失それ自体から、何ひとつ失わないこと」

（パトリック・オトレオ）

病いの経験のなかでは、人はその全体において傷ついている。その同一性にいたるまで、深く傷んでいるのだ。病いは人を、その健康状態、その身体において脆弱化させるばかりでなく、自己の感覚において、自分自身について抱いているイメージにおいて、その同一性の定義において、より深く動揺させる。この同一性の傷を、西洋医学のあまりにも技術論的なアプローチは（十分に）考慮することができない。病いがどのようにして生活様式のなかに、主体の表象のなかに浸潤してくるのか、未来へと自己を投企し、世界のなかに自己を組み入れ、他者とつながる様式を、病いがどのように変更するのか。それは研究と関心の主題に値する。

病いに陥るということ。それはしばしば、意志されざる悪しき変容という暴力的経験をもたらす。「病いに陥る」という表現は、単に病いの偶発的な性格を示しているだけではない。それはまた暗に、転落を、病いがもたらす象徴的な悪化をも語っている。病むということは、多くの人にとって、中途半端に生きているということ、半分だけ存在しているということ、自分のかつての姿の記憶でしかなくなるということである。病いの語りのなかに幽霊のイメージがたびたび現れるのも、驚くにはあたらない。自分自身のかすれたコピーでしかなくなること、自分自身の影になること。こうした表現が、病む人の幽霊的な存在のありようを表している。小説『遅い男』において、J・M・クッツェー〔四〕は、交通事故のために脚を切断した主人公に、「半分人間」と言わせている。

もはや完全なひとりの人間ではない人間。だから、半分人間。残像のような、人間の残り物。人間の幽霊。(4)

病むということ。それは幽霊になることである。だんだんと薄れていって、だんだんと移ろいやすくなり、力をなくし、肉体をなくし、生命体としての

(4) J. M. Coetzee, *L'Homme ralenti*, Paris, Seuil, « Points », 2007, p. 45〔J・M・クッツェー『遅い男』、鴻巣友季子訳、早川書房、二〇一一年、四〇頁〕。

エネルギーをなくしていく。病いによってこうして空気のようにかすれていくなかで、私たちは縮小し、世界に対して、他者に対して、自分自身に対して存在感を示さなくなっていく。あるいは逆に、執拗な苦しみという形で、不穏な姿を取って、自分自身に対しては「過剰な」存在感をもつようになる。言い当てることの難しい、死の不安にとりつかれた姿。幽霊の姿。病いの語りはこうした形象にたびたび訴える。なかでも、次の二つの事例がそれを証言している。第一次世界大戦記念博物館を管理するギヨーム・ド・フォンクラール〔五〕は、戦争で犠牲になった兵士たちの写真に囲まれて暮らしている。彼自身、重篤な病いに冒されて、重い障害を負っているのであるが、彼は自分自身をその「腕を失い、脚を失い、[…]姿を消し、ボロボロになり、行方も知れぬ」人びとに重ね見ており、自分を「このすべての幽霊のなかでは、一番生気のあるもの」(5)だと考えている。そのイメージは、哲学者ジャン＝リュック・ナンシーが自らの心臓移植経験について記した物語、『侵入者』〔六〕にも見いだすことができる。彼は、不自然な形で生きていること、すでに死んでいたに違いないにもかかわらず生きていること、移植と手術によって再生された疑似自然的反応の複雑なシステムに自分自身の存在のすべてがぶら下がっていること、要するに、彼の息子が形容したように「生きた死人」[6]であるということの奇妙な感覚について記している。重篤な病いに罹った人の生は狭間にある生であり、そこでは、生きているという感覚に、消失しつつあるという感情がとりついている。その人は、二つの世界、二つの身分のあいだに宙づりになって、バランスを欠いている。[7]

（5） Guillaume de Fonclare, *Dans ma peau*, Paris, Stock, 2010, p. 15.
（6） Jean-Luc Nancy, *L'Intrus*, Paris, Galilée, 2000, p. 43〔ジャン＝リュック・ナンシー『侵入者　いま〈生命〉はどこに』、西谷修訳、以文社、二〇〇〇年、四二頁〕。
（7） Pierre Zaoui, *La Traversée des catastrophes, Philosophie pour le meilleur et pour le pire*, Paris, Seuil, 2012, p. 61 参照

私はいまや、かつてのままの私と、こうなってしまった私のあいだに存在している。[8]

病者は、自分自身の本来の生の周辺に生きている。中心から外れて、もう少しでこの世界の外に出てしまいそうになっている。その同一性は不確かで、揺れている。この休みない揺れ動きを表現するために、ピエール・ザウィ[七]は振り子のイメージを呼び戻すことを提案している。動揺の哲学的形象。形而上学的不安。[9]

幽霊の形象はまた、新たな時間経験にもつながる。病いは、急に時間が加速したかのように、暴力的に死を引き寄せる。病む人は、突然意味を変えてしまう時間の両義性を発見する。時間は、その創造的次元を繰り出し尽くして、もはや解体の時、消失の時、死にゆく時でしかないものに変貌する。[10] 身体はいきなり、自分にしてはあまりにも老いたものへと変わってしまい、病む人はその身体の内に封じ込められる。SF小説の酷なエピソードのように、他人の皮膚のなかに投げ込まれてしまう。まだ年齢は若いのに、見慣れない顔をした、老人のような身体の内に自分を見いだす。鏡に映る姿や写真のなかに、自分自身のシルエットを認めることができない。色々なことができなくなってしまった自分の体を発見する。自分の記憶の綻びに、自分の精神の思いがけない傾きに狼狽する。わけもなく不機嫌になったり、突然怒り出したりする。楽しくない形で自分自身に驚かされる。まるで、自分自身の身分

(8) Guillaume de Fonclare, *Dans ma peau*, *op. cit.*, p. 14.
(9) 「不確かな振り子」としての病いについては、Pierre Zaoui, *La Traversée des catastrophes, Philosophie pour le meilleur et pour le pire*, *op. cit.*, ch. I, p. 55-138 を参照
(10) Paul Ricœur, *Vivant jusqu'à la mort*, Paris, Seuil, 2007, p. 96〔ポール・リクール『死まで生き生きと　死と復活についての省察と断章（ポール・リクール聖書論集）』、久米博訳、新教出版社、二〇一〇年、九四頁〕。

を剝ぎ取られて、ほかの誰かにとりつかれているみたいに。病いは、文字通りその顔つきや顔立ちを、さらにはそのシルエットや立ち居ふるまいを変えてしまうという意味で、人の姿かたちを歪めてしまう。病いは病む人から、その固有のリズムを奪い、それもまたひとつの同一性のしるしである、内なるメロディーを剝脱する。

病む人はもはや「自分自身の影」でしかない。彼はもはや、かつての自分自身の曖昧な輪郭しか保っていない。それは微妙に変形され、ふくれたり、縮んだりしている。このぼんやりとした、落胆を誘う外見のなかには、自分とおぼしきものしか見つけることができない。そこにあるものは、何よりもまず、かつてそうであった自分と、病いが描き直した自分との隔たりを証言する。自分の服がもう自分には似合わない。実際には、自分の体がもう自分には似合わないのだ。病いと、病いによって強いられた治療とによって、形が変わってしまったのだ。

病んでいる体は、昔のような優雅な動きに合わせることが上手くできなくなっている。［…］病む人が見せるこうした大きな変化が、ほかの人々に気兼ねと恐れの感覚をもたらす。コルチコイドのせいで顔が変形している。食事が多すぎたり、ほかの栄養補給を受けたりして、おなかがふくれている。こねたパン種みたいに、足が腫れる。がんが威力を発揮して、思い通りに形を作っていく。［…］よそ行きの服が、過去の輝きをあざ笑う。[11]

自分のイメージ、自分の同一性が、自分のものでなくなる。病むということは、老いのなかに投げ込まれるということであり、耳や眼が効かなくなる

（11） Agata Tuszynska, *Exercices de la perte*, Paris, Grasset, 2009, p. 289.

ということであり、移動に苦労するということであり、息をするのが苦しいということであり、ちょっとしたことで疲れてしまうということである。この早すぎる老いは、自分の年齢にはふさわしからぬ問いを惹起する。例えば、病気の子どもが、自分を脅かす死について考える。病むということは、速すぎるペースで老いていくこと、時間の破壊的な加速に苦しむということである。[12]

しかし、幽霊的な自分自身とは、自分がもはやそうではなくなってしまった存在、病いが自分から奪い取った存在、自分がそれを真似てみてもその通りにはなれない存在のことでもある。今も自分は自分であって変わらないふりをする。見た目だけは守っておこうとする。できるだけ健康であるかのように演じる。病いの徴《スティグマ》を隠す。病む人はしばしばこうした戦略をとって、周囲とのつながりを保ち、社会関係のなかにとどまろうとする。社会学者アーヴィング・ゴッフマンは、その著書『スティグマの社会学』において、「幻想の正常性《ノーマリティ》を幻想的に受け入れること」について論じている。言い換えれば、自覚的に合意された欺瞞のゲームがなされるのだ。[13] 病者や障害者は、可能な限り、そうでないふりをする。そのようにして、やりとりや出会いの普段通りの滑らかさを保ちたいと願うのである。病いや障害は、身の動きを遅くする。自分の同一性をしるしづけるテンポを妨げ、このリズムの変化によって、病人であることが周囲の人にも分かってしまう。周囲の人々のまなざしが自分に投げかけてくる社会的身分は不安定なものである。[14] 主体の同一性は浮遊

(12) この問題については、筆者の論文、« La maladie chronique et le temps douloureux », in *Traité de bioéthique*, E. Hirsch (dir.), Paris, Érès, 2010 を見よ。
(13) Erving Goffman, *Stigmate. Les usages sociaux des handicaps*, Paris, Minuit, 1989, p. 139〔アーヴィング・ゴッフマン『スティグマの社会学　烙印を押されたアイデンティティ』、石黒毅訳、せりか書房、二〇〇一年、二〇五頁〕。
(14) Guillaume de Fonclare, *Dans ma peau*, *op. cit.*, p. 53.「存在するということ。それは本質

する。それは、社会に出て行く機会ごとに、その人に期待される役割を充足する能力に応じて、変化する。試されているのは、病者が自分自身について抱いているイメージだけではなく、自らの社会的イメージ、他者の目に映る姿でもある。それは、ふりをする力、かつての自己の同一性を作為的に維持する力の如何に応じて、変化するのである。(15)

病いは、「役割を維持する」こと、その地位にとどまり続けることをできなくさせ、ヒュームがすでに記していたように〔八〕、屈辱をもたらす力となる。病いは、他の人々を驚かせ、恐れさせ、あるいは不安にさせるので、病む人に恥ずかしい思いをさせ、「自分の本性について低い評価を抱かせる」のである。

病いはまた、他の人々に拒絶感、嫌悪感、恐怖感をもよおさせることによって、病む人が自分自身について抱いているイメージを傷つける。(16) このようにして病いは、それが自分に向けさせるある種のまなざしを介して、価値を下落させることができる。さらにはまた、怖がるようなまなざしが返ってく

的に、現れるということである。他の人びとの前に、そして自分自身の前に。『病人として存在すること』もまた、この規則を免れない。私が顔をあげるとすれば、私は勇気を奮って見せているのだ。私がうつむいてしまうとすれば、私は勇気のなさを表してしまっているのだ……」。

(15) *Ibid*., p. 53.「輪郭の曖昧の世界に、ひとり切り離されている。その未踏の地は、揺れ動く。[…] 私が自分のオフィスで人を迎え入れる時には、私は博物館長である。私が、ドアのところまでその人を送っていく時には、私は障害者である。私がシンポジウムで報告する時には、私は博物館長である。私が、そのホールの自分の席に戻る時には、私は障害者である」。

(16) David Hume, *Traité des passions* (livre II, du *Trinité de la nature humaine*), Partie I, section VIII, Paris, GF Flammarion, 1995, p. 139〔デイヴィッド・ヒューム『人間本性論　第2巻　情念について』、石川徹・中釜悟一・伊勢俊彦訳、法政大学出版局、二〇一一年、三六頁〕。「私たちは、その病いが引き起こす危険性のためであれ、不快感のためであれ、他の人びとに強い印象を与える病いを恥じてしまいます。癲癇の発作を起こした人の叫び声は、居合わせた人々を怖がらせます。疥癬は、感染するかもしれません。腺病は多くの場合に、子孫たちに遺伝します。人々は常に、他の人の感じ方を考慮しながら、自分自身についての評価を下すのです」。

ることの衝撃のなかで、病む人は、思い描いていた自己の同一性から暴力的に引き離されてしまう。他の人々にネガティヴな反応を呼び起こすことによって、病いは、承認という観念それ自体を損なう。病いは、逆転した承認の原理となる。スティグマとなる同一性が付与されるのだ。病む身体は、かなり多くの場合に、嫌悪の反応を自然に引きだしてしまう。それは、病む人自身にも、病む人を見る人にも、思わず身を引いてしまう反応、ぞくぞくするような寒け、時には激しい恐れをもたらす。エイズ患者としての自分自身の経験について何冊もの本を書いた小説家エルヴェ・ギベール〔九〕もまた、一九九〇年に撮影されたフィルム『慎み、あるいは慎みのなさ』(17)において、このテーマに取り込んでいる。きわめて私秘的なものを含む日常的な場面に自分の身を晒しながら（例えば、シャワーを浴びている場面、運動療法を受けている場面、病院で医者に相対する場面）、ギベールは、彼の痩せてしまった体、しだいにやつれていく顔の上に、鈍くなっていく動作、動きを妨げる痛み、息切れの内に、病いの進行を見せる。この厳しい映画は、その衰えの一部始終を容赦なく観客に見せる。主体をその地位から引きずり下ろし、身体の統一性を解体する力において、病いは拷問の過程に似ている。病気になる前のエルヴェ・ギベール、美しい若者であった彼の写真と比べてみると、ますますその感覚が高まる。醜く変わってしまった肉体はすでに、それが他なるもの、死体や動物の体のそれのような不穏な他性《アルテリテ》を帯びたものに変質していくしるしとなっている。

安心して見ることのできる人間の姿かたちから少しずつずり落ちていく様子は、写真家アンジェロ・メレンディーノの最近の証言のなかにも表れる。〔一〇〕乳がんに侵された妻に寄り添い、その写真を撮り続ける彼は、その一連の映

（17） Hervé Guibert, *La Pudeur et l'Impudeur*, BQHL Editions, 2009.

像を通じて、思わず息をのむような、衰えの進行過程を提示する。[18] 彼は、自分の伴侶の身体的な同一性を次々と揺るがしていく断絶、小さな亀裂を浮かび上がらせ、彼女はついにまったくの別人のように変貌する。その現実が認め難いのは、単に彼女の美しさが消失していくからだけでなく、その女性らしさや実年齢相応の相貌や生気が失われていくせいでもある。体重が減り、髪や眉毛が抜け、それによってまなざしばかりがはっきりと現れ、強調される。それは、自分自身を固有のものとして認証することを可能にするような身体的しるしを失うということである。病いは、皮を脱ぎ捨てることを強い、主体からその同一性の外殻を剝ぎ取り、剝き出しの状態にし、主体性の印象を欠いた肉体へと引き下げ（虚空に漂うような虚ろなまなざし）、ついには、その上に皮膚が、薄いたるんだ衣服、あるいはぴったりと貼りついた衣服のようにかけられている骸骨を出現させる。幾枚かの写真を前にして、しばしば私たちは、この若い女は眠っているのだろうかと思う。

病む人の周りをうろついているのは、怪物的なものの姿、人間性の外皮を剝がれてしまった肉体の姿でもある。苦しみのあまり叫び声をあげて動物の姿に近づいたり、骨と皮ばかりのシルエットによって死のイメージを喚起したりする。それは、避け難く他の人を恐れさせ、さらに少し、他の人を自分から遠ざける。しかしそれだけでなく、自分自身に対する嫌悪を見いだしてしまうことでもある。根本的に他なるものを経験している自分自身と、どうすれば和解することができるだろう。泡を吹いて目を覚まし、癲癇の発作のあとで尿まみれの自分を発見する。自分が獣のように呻いているのを聞く。そして、いったい自分はどんな動物になってしまったんだろうかと自問する。この退行の感覚、自分自身のなかに潜んでいた動物にとらわれているという

（18）サイト « the battle we didn't choose » : http://mywifesfightwithbreastcancer.cm/ 参照。

不安とどのように向き合えばいいのだろうか。ギヨーム・ド・フォンクラールは、耐えがたい苦しみが生み出すこの違和の感覚を見事に言い表している。

三時間のあいだ、私は自分自身とは違う誰かだった。叫んでいるこの体から、自分は距離を取り続けていた。[19]

自分自身、今や物と化した自分自身との関係を支配するのは、しばしば恐怖の感覚である。J・M・クッツェーは、彼の小説の主人公らしからぬ主人公が、どれほど、自分の切断された脚とぎくしゃくした体にげっそりしたのかを、はっきりと語っている。

これからどこへ行くにも引きずっていかねばならないこの不格好な物に対する嫌悪は、彼の顔にありありと読み取られるのであった。[20]

病いの経験においては、自己の発見は恐ろしいものである。しかもそれは、自己の発見であるとともに、自己の喪失でもある。そこに発見される人間は、自分自身にとってあまりによそよそしく、そこに自分の姿を認めることはできないのだ。ピエール・ザウイは、それを正確に述べている。

そこに自分自身を見いだし、同時に自分自身を見失い、別のものになる
——屠殺された獣、虫、猟犬、野菜、石、化石、あるいは三途の川。[21]

(19) Guillaume de Fonclare, *Dans ma peau*, *op. cit.*, p. 87.
(20) J. M. Coetzee, *L'Homme ralenti*, *op. cit.*, p. 22〔一八頁〕。
(21) Pierre Zaoui, *La Traversée des catastrophes*, *op. cit.*, p. 56-57.

病む身体は分断されているかのようであり、主体はそこに流刑されている。(22)

自己の感覚というものは、自己の習慣的経験に根を下しているものであり、その経験はいつも通りのものと見なされ、自分の身体と普通に出会っているのだととらえられる。病いに陥ること、それは自分自身の元々の居場所を失うこと、自分の身体のいつも通りの住み家を失うことである。それは、その言葉のすべての意味において、自分を上手く支えることができなくなることである。世界のなかで自分を上手く支えること、生活のなかで自分を保つこと、自分自身の支えであることの不可能性が、深く内密な混乱の源泉である。

(22) Guillaume de Fonclare, *Dans ma peau, op. cit.*, p. 56.「自分が錯綜した森の外れにいて、どうやっても、その森に迷い込んでしまうのだと感じている。私は分断されていて、日々少しずつ自分のものではなくなっていく体を占めている。その体のさまざまな部分が、一つひとつ、相互に依存しあっていることを告げている」。

訳注

〔四〕 ジョン・マクスウェル・クッツェー（John Maxwell Coetzee, 1940–）は、南アフリカ生まれの小説家。大学で教鞭を執りながら小説の執筆を始め、一九七四年『ダスクランド』で長編デビュー。その後、ブッカー賞、フェミナ賞、ノーベル文学賞などを受賞。『遅い男（*Slow Man*）』（二〇〇五年）では、自転車の事故で片脚を失った元写真家ポール・レマンが、介護士として現れた女性マリアナに惹かれていくが、そこに、そのポールの物語を書いているらしい女性作家エリザベス・コステロが現れ、ポールの生活は虚実の区別がつけがたい混沌のなかに引き込まれていく（鴻巣友季子訳『遅い男』、早川書房、二〇一一年）。

〔五〕 ギヨーム・ド・フォンクラール（Guillaume de Fonclare, 1968–）はフランスの作家・歴史家。二〇〇四年エーラス・ダンロス症候群（皮膚や関節や血管の脆弱性として現れる遺伝性疾患）を発症。二〇〇六年から二〇一〇年まで、フランス北東部の町ペロンヌ（ソンム県）にある第一次世界大戦記念博物館（Historial de la Grande Guerre）の館長を務めた。『私の皮膚のなかで（*Dans ma peau*）』（二〇一〇年）は、その疾患体験の語りを核とした自伝的著作である。

〔六〕 ジャン＝リュック・ナンシー（Jean-Luc Nancy, 1940–2021）はフランスの哲学者。「分有＝分割」という概念を鍵として、自己と他者の関係を、あるいはその共同性を問い直してきた思想家である。一九九〇年に心筋梗塞を起こし、九一年に心臓移植の手術を受ける。その後、生命の危機が危ぶまれる時期もあったが、研究活動ができるところまで回復。『侵入者（*L'Intrus*）』（二〇〇〇年）では、移植された心臓を生きるという体験について、透徹した自己分析を示している（西谷修訳『侵入者　いま〈生命〉はどこに？』、以文社、二〇〇〇年）。

〔七〕　ピエール・ザウィ（Pierre Zaoui, 1968–）はフランスの哲学者。現在は、パリ第七大学で教鞭を執る。スピノザやドゥルーズの思想、リベラリズムの政治哲学の研究で知られる。『いくつもの破局を渡って（*La Traversée des catastrophes*）』（二〇一〇年）では、病いや死の危機、愛する人との死別などの破局的な体験についての哲学的考察がなされている。彼はこの書物のなかで、「病いに陥る（tomber malade）」ということは、いくつもの両義性にとりまれた「奇妙な経験（étrange expérience）」であると論じる。例えば、病いを特定の主体に明確に帰属させることができないこと。それはそのつど固有の「特異な（singulier）」出来事でありながら、「疾患」をめぐる一般的な言説に取り込まれること。「私」の身に起こることでありながら、前人称的な「人（on）」の経験として現れること。病いはこれを見る視点に応じて、「実存的」でも「生物医学的」でも「政治‐環境的」でもありうること、等。「したがって、すべての重篤な病いは大きな振り子の運動の内に私たちを導くものである［…］。その振り子は、外部からの侵襲と内的な混乱あるいは不均衡のあいだを、特異性と普遍性のあいだを、『自己性』と他性のあいだを、本来性の真実と非本来性の真実のあいだを、みじめさと偉大さのあいだを、気づかいと無関心のあいだを揺れ動いている」(p. 73、原文の一部を省略)。

〔八〕　デイヴィッド・ヒューム(David Hume)は、『人間本性論　第二巻・情念について』の第1部において「誇りと卑下」の感情について論じている。そのなかで彼は、病気は一時的な苦しみにとどまっているあいだは「卑下」の原因とならないが、病いが「からだに深く根ざし」「もはや回復の望みを抱かないようになると」「卑下の対象となる」と主張する。「若者は、頭痛がしたり風邪を引いたりしても、そのたびごとに恥じ入ることはないが」「人生のどの瞬間にもそのような病気にかかる可能性があるということほど、人間の誇りをくじき、われわれの本性について低い評価を抱かせる」ものはない。それは、「身体の苦痛や病気が［…］卑下の本来の原因である」ことのしるしなのである(石川・中釜・伊勢訳『人間本性論　第二巻・情念について』、法政大学出版局、二〇一一年、三六頁)。

〔九〕　エルヴェ・ギベール(Hervé Guibert, 1955–1991)はフランスの作家、写真家。作品に『幻のイマージュ』(一九八一年)、『憐みの処方箋』(一九九一年)、『楽園』(一九九二年)などがある。一九八八年にエイズと診断され、『ぼくの命を救ってくれなかった友へ』(一九九〇年)でこれを告白。一九九一年、服毒自殺を図る。一九九二年に公開されたフィルム『慎み、あるいは慎みのなさ』では、自らの闘病生活を赤裸々に映し出している。

〔一〇〕アンジェロ・メレンディーノ(Angelo Merendino, 生年不詳)は写真家。結婚後五か月で、愛する妻ジェニファーに乳がんが見つかる。病いが進行し、痩せて、変貌していく姿を撮影し、インターネット上で公開した（写真集『望まなかった戦い（*The Battle we didn't choose*）』）。ジェニファーは、二〇一一年に他界。

3　見知らぬ身体

「この手や体が自分のものであることを、どうして否定しうるだろうか」
（デカルト）

何が自分のものなのかが分からなくなってしまう。『省察』において、デカルトは、根源的な懐疑を意図的に試みることを提案している。〔二一〕そこでの課題は、自らの知識の真実性を試すことにある。最初の省察において、彼は感覚的与件の自明性について自問している。「この手や体が自分のものであることを、どうして否定しうるだろうか」。夢を見ているか、狂気にとらわれてしまったのでない限り、真剣にそれを疑うことができるだろうか。しかしながらそれこそ、苦しむ身体がよそよそしいものになっていく人々が、自らに投げかける問いのひとつではないだろうか。苦しみのあまりに身をよじっているなかで、病いが身体を変形させているなかで、なお自分自身の姿を認めることができるだろうか。デカルトの試みは、狂気に陥らないようにするための用心をほどこされた思考実験であったかもしれないが、病む人の方は、もろに懐疑に晒されているのであり、それは自らの感覚的基盤、元々の身体的自明性のなかに根を下した、最も基本的な確信にまで及んでいる。もしも、私が被っているよそよそしい感覚を通じては、もはや私の体を認めることができないのだとしたら、いったい何がまだ私のものなのだろうか。自分の身体のこの他性の感覚は、自明性を知的に宙づりにしたことがもたらす一時的な効果とは別のものである。それは、自己の同一性の感覚的で身体的な土台、肉体としてある自己が、突然自分ではないものになってしまい、動揺をもたらすという厳しい体験である。私は、この手が私のものであることを疑う。それが以前とは違うものに感じられたり見えたりするからである。あまりよく感じられなくなったり、あるいは逆に痛みに溢れていたり、いつもとは違う色や冷たさ、あるいは熱を帯びていたりするのである。もしもその手が自分の体につながっていなければ、私はそれを自分の手であると認識できないかもしれない。このひどく重いもの、ぐったりとした蛇のようなものが、まぎれもなく自分の腕であると自分に信じ込ませるためには、メンタルトレーニングに近いものが必要になる。この種の不思議な感覚は、自分の腕を長時間悪い姿勢で置いていた時とか、しびれてしまった時とかには、誰でも経験しうるものであろう。しかし、病気の影響や事故の後遺症によってそうなる時には、それがぞっとするほどのレベルになるのである。

ラディカルな思考実験によってもたらされたデカルトの混乱は、こうした自己の剝奪を思ってもみなかった形で暴力的に経験している病者が味わうような不安を喚起するものではない。自分にはもはや感じ取ることができない、あるいは奇妙な感じしかしないこの手は、まだ私の手なのだろうか。時としてその疑いは、一見すると取るに足らないものに見えてしまう小さなズレなのだが、自明性が消えていく病者の生活の動揺をすでに指し示している。つまり、デカルトが喚起したイメージ、消失する基盤のイメージ、私たちが身を沈めている「深い水」のイメージは、病む人の経験を適切に言い表している。土台が崩れ、感覚が消失する。不確かさが普通のことになる。それが病いの始まりである。

病気になると、調子が悪いと感じる〔＝自分をうまく感じ取ることができなくなる〕。それは、自己の知覚の混乱を感じるということである。この混乱している感じこそ、感じ取ることのできる感覚である。それは、もはや完全にはいつも通りではない体の内に、自分自身を見いだすということである。「調子が良くないんだ」。それは、自己の再帰的な把握であるにとどまらず、違ってしまった自己についての全体的な感覚、よそよそしさの感覚を生み出す隔たりの把握でもある。最初にあるのは、表象の効果ではなく、何か異常なものについての、剝き出しの身体的な知覚である。病いを性格づけているものは、熱があるとはっきり言えるわけではなく、熱っぽく感じるのである。病いを性格づけているものはみな、主体の資格を剝脱するものであり、主体は自分自身から遠ざけられてしまうかのようである。自分の体から切り離された主体の、こうした内なる分割について記述しながら、アルベルト・バレラ・ティスカは〔一二〕、ある感覚が呼び起こす想念に強い表現を与えている。「自分の皮膚のなかにうまくおさまらない」。それは抽象的な表象ではなく、健康な人間の習慣であり規範でもある自己の感覚の喪失にほかならない。

だが、最も根源的な変化は彼の身体に関わっている。ハビエ・ミランダは、自分が体を失くしてしまったと、その体はもう自分のものではないと感じている。それまで一度も、彼はこの感覚を抱いたことはなかった。一度も、これほどはっきりと、病いがもたらすこの分裂を感じたことはなかった。今は、劇的なほど明瞭に、自分自身と自分の体のあいだの溝を感じることができる。ハビエ・ミランダは脇に置かれ、損なわれた組織のなかに、もはや自分では統べていない皮膚のなかに生きている。皮膚はもう彼に語りかけてはこない。それは、誰か別の人に委ねられている。それはもう彼には応えてくれない。勝手に生きている。それ自身の解体に向かって。(23)

「感じる」という動詞を強調したのには意味がある。自己の喪失、自己に対するよそよそしさは、身体的に感じ取られるのだ。『侵入者』のなかで、ジャン゠リュック・ナンシーは、心臓移植によってもたらされた居心地の悪さと、自己に対するよそよそしさの感覚について分析している。驚くべきことでもあると思われるのは、彼が自己イメージについてではなく、まさに感覚として、感覚的な自明性に関わるものとしてそれを記しているということである。

私はそれをはっきりと感じる。それは、感覚よりもずっと強いものだ。私自身の同一性のよそよそしさを、私はずっと鮮明に感じてはいたものの、それがこれほど鋭く私に触れたことはなかった。「私」は明確に、検証不能で触知不能なつながりの形式的な指標となった。私と私のあいだには、常に時空間があったのだが、今では傷口が切り開かれ、和解し

(23) Alberto Barrera Tyszka, *La Maladie*, Gallimard, 2010, p. 115. 強調は筆者〔マラン〕による。

がたく免疫が対立しあっている。(24)

自らの生物学的同一性に及ぶところにまで変化が生まれ、自分自身のものとドナーのものという二つの免疫的同一性が共存することになってしまった語り手は、この内なる侵入に、自己の同一性の変容に苦しんでいる。だが、侵入者や異常について語るべきなのだろうか。妊娠している女性の体は、孕んでいる子どもというよそ者の身体を(免疫的な水準で)迎え入れているのではないだろうか。この変質した同一性の感覚を生み出しているのは、よそ者の心臓の挿入という表象ではないだろうか。しかしながら、この哲学者は、ひとつの感覚以上に鮮明に感じとられていることを強調しており、彼はそれをついに名づけるにはいたらない。そこで問われているものは何だろう。それを自分のものと見なしたり、あるいは他なるものと見なしたりする、その様式に応じて形を変えていく、この「自己の感覚」とはどのようなものなのだろう。

病いが明らかにするもの。それはまさに、私たちの同一性の感覚の肉体的、身体的次元である。「自分の皮膚のなかにうまくおさまらない」とは、たんなる出来合いの表現ではない。病いとは、自己と自己のあいだ、自分の身体とその身体把握のあいだ、その現実と内面化された身体図式とのあいだに挿入され、広がっていく隔たりである。主体はもはや自分自身ではない。自分に向けられる他者からのまなざしのなかだけでなく、自分自身についての内なる身体的な把握のなかにも、自分を感じられず、自分を認められなくなっている。自分の体が、自分にはうまく合わなくなっている。きつすぎたり、ぶかぶかだったり。間違えて借りて来た上着みたいに。自分の体によく似ているのだけれど、自分には「似合わない」何か。病いは、自分の身体の生地

(24) Jean-Luc Nancy, *L'Intrus*, *op. cit.*, p. 36〔三三―三四頁〕。

を仕立て直し、筋肉の織り目、その広がり、そのリズムを変更させる。

同一性の感覚は、自分自身に「風合い」のようなものを与えてくれる諸感覚の束の上に成り立っている。それは、ある種の家が独特の匂いをもっていたり、人にその人ならではの香りが備わっていたりするのと同じである。そうすると、病いとは、自己の風合いの欠如であると言えるだろう。欠落するのは、自分自身によって感じられる風合いであり、同時に、自分を性格づける固有の風合いでもある。その欠如は、自己への嫌悪感にまでいたることもある。自分が発している臭いへの、自分の体の粘着性への嫌悪。そこに見えてしまったものへの羞恥心。想像されるものへの恐怖[25]。健康であるということは、一定の仕方で、自分の体に住まい、それを動かし、そこにしっかりととどまり、そこに自分の反省をめぐらせるということであり、なんらかの生活の習慣を保つことである。しかし、それは同時に、身体が自分の姿かたち、手触り、テンション、さらには自分の匂い、肌の肌理、髪のボリューム、食べ物の好き嫌いを備えているということである。体の姿勢、知覚の鋭敏さ、身動きのリズム、移動の自在性、こうした身体的署名のすべてが、それぞれに、自己の固有性を示す認知可能なしるしとなっている。病いが掻き消してしまうのは、これらのしるしである。それは、一式の肉体的で感覚的な配置図であり、自分自身の空間と、人がそれを自分のものと見なす身体的素材とが、可感的にさまざまな境界線を描き出す。今あるがままのものとして自己を規定するもの。自分自身を作り上げ、身体化された同一性を織り上げるもの。病いがそうするように、この身体を傷つけ損なうことは、内的な生の音調を変えてしまうこと、内なるメロディーの調和を壊すことである。あたか

(25) Alberto Barrera Tyszka, *La Maladie, op. cit.*, p. 163.「調子が悪い。[…] まるで、内側から朽ちていこうとしているみたいだ。[…] 気がつかなかった？ 僕は、アンモニアか、何かそんなものみたいな変なにおいがしてる。洗ってもダメなんだ。いつもこのにおいがしているんだ」。

も、自己の感覚が転調の力を失い、いつも同じ単調律に引き下げられてしまったかのようである。このようにして身体を傷つけることは、主体を打ち砕くことである。脈が乱れ、肌が青ざめ、髪が抜け、筋肉が衰え、肉が垂れ下がり、動くたびに関節が痛み、声がかすれ、食べ物が嫌いになる。病む人はもはや自分自身ではない。

もう何か月も、僕は体をもっていない。自分が痩せてしまったのか、コルチコイドのせいでまだ腫れているのかもわからない。やつれているのか、脹れているのか。皺が寄っているのか、張りつめているのか。薄っぺらなのか、がちがちなのか。骨だらけなのか、肉がついているのか。僕にはもう自分の体が感じられない。この体のすべてが僕を絞めつけているというのに。決して修復されるにはいたらない、もう自分を愛することのない、骸骨があるだけだ。(26)

身体は、狂ってしまった羅針盤のように、自分自身を把握することができなくなる。欲望、他者との身体的な接触は、自分自身との接触を回復させるには十分ではない。形を失い、麻痺しているこの体に生気を取り戻そうとする試みはむなしく終わる。病いについての記述に頻出する骸骨のイメージは、内面をもたない、主体を感じ取ることのできない骨格、空虚な骨組みになってしまった身体を思わせる。しかし、上の引用は特に、治療にとってのおそらくは最も本質的な支えのひとつ、修復をもたらすことを可能にする基盤のひとつに触れている。それは、病む人がもう一度自分を愛する力である。それが、治療を受けるために、自分自身を治療するために必要なのだ。

（26） Patrick Autréau, *Se survivre*, Lagrasse, Verdier, 2013, p. 72.

訳注

〔一一〕デカルト（René Descartes）は『省察』（一六四一年）の冒頭において、「感覚」によって得られた知見が時に人を欺くものであるとしながら、感覚から汲まれたもののなかには「まったく疑いえぬ多くのもの」があるとし、「この手や体が自分のものであることをどうして否定しうるだろうか」と問い、これを疑う者は「狂人」か「精神錯乱」の状態にあると論じている。

〔一二〕アルベルト・バレラ・ティスカ（Alberto Barrera Tyszka, 1960–）は、ベネズエラの首都カラカスに生まれの映画やテレビのシナリオ、小説、詩を手がける作家。『病い（*La enfermedad*）』（二〇〇六年）で、アナグラマ賞を受賞。この小説では、カラカスの病院の医師アンドレス・ミランダが、自らの父ハビエルががんに冒されたことを知りながら、それを患者本人に伝えることができない。その一方で、彼の昔の患者がしばしばメールを送ってよこし、面会を求めてくる。これに苛立ったミランダ医師は、秘書であるカリーナにメールを転送しないように依頼する。しかし、彼の知らないうちに、患者とカリーナのあいだにやりとりがなされていく。

4　他人の顔

「僕は顔を病んでいるわけではない」

（アガタ・ツジンスカ）

病いが病む人の身体に刻印されるとすれば、それが読み取られるのはその顔においてであり、時に病いはその人の固有性の印象を消し去ってしまうこともある。自伝的な物語である『喪失の練習』において、アガタ・ツジンス

〔一三〕カは、自分のパートナーの病いのストーリーを再構成している。脳腫瘍に冒された彼は友人たちの発言に苛立つ。友人たちは、自分自身を安心させるかのように、「顔色がいいね」と彼に言う。「僕は顔を病んでいるわけではない」と、彼は苛ついて答える。(27) しかし、極めて明確に限定された解剖学上の部位に疾患を位置づけようとする象徴化の試みに反して、病いはしばしば病む人の体や顔に彫り物を入れる。(28) 病いは病理学的な境界線を超えて、その人の全体に浸潤し、同一性を象徴する中心地を占拠する。『病い』のなかで、アルベルト・バレラ・ティスカは、鏡に映った自分の姿に向き合う、病んで老いた男の姿を描き取っている。

男は浴室にいる。鏡に向かって、手に歯ブラシをもって、自分の姿を確かめる。それが一日の最後の儀式。[…] 廊下の室内灯の光だけが、ガラスに映る彼の像をぼんやりと照らしている。その時、男はそいつを見ているのだ。苦痛なまでに鮮明に。彼はいたるところに、そいつの存在を感じることができる。髪のなかにも、目の光のなかにも、肌の色のなかにも、頭蓋骨の形のなかにさえも。病いは、安全な場所にあると思っていたものを、少しずつ自分のものにしていく。つまりは、彼の相貌を。[29]

(27) Agata Tuszynska, *Exercices de la perte*, *op. cit.*, p. 165.「僕は顔を病んでいるわけではない。あなたは、有名な詩人スロニムスキーの言葉を引いて、何度もそう言った。誰かが顔色がいいねとあなたに言うたびに」。

(28) ここでの分析は、病いの経験の主要な特徴を描き出そうとするものである。しかし、それはすべての病気に妥当しうるわけではない。例えば、見えない病い、患者の身体の上に現れない病い、直かに特定されることのない病いは存在する。それは、病む人に別のタイプの困難を引き起こす。はっきりとしたサインを示さない病いを、人々は「重く」受け止めようとしないのだ。

(29) Alberto Barrera Tyszka, *La Maladie*, *op. cit.*, p. 115.

病いは、顔を喰い尽くすことによって、その人の前に名乗り出る。あたかも、その人はもう自分の乗り物でしかないというように。その違和感は、ほかの人々が病者に向けるまなざしのなかにも、また同時に、病者が自分自身に向けるまなざしのなかにも存在する。病む人が鏡のなかに見る顔は、他人の顔のように見える。病いは、この不快な違和感、主体の剝脱と他有化の感覚を呼び起こす。つまり、自分に固有のものであって、内密なものであると同時に人々にさしだされていたもの、すなわち自分の顔が奪われているのである。病む人の顔は自分自身のものではなくなっている。それは病いの顔なのである。その時、顔はもはや出来の悪い戯画、かつての自分自身のかすれた模像でしかない。かつての同一性の内に自分自身を維持しようと試みてみても、その顔はもはや失敗したコピーでしかない。太ったにせよ痩せたにせよ、あまりにも厚塗りの化粧をほどこして、昔の役を不器用に演じている。『見いだされた時』の最後の場面で、プルーストは、皆がそれぞれに下手な化粧を過度にほどこした「仮装舞踏会」の様子を書いている。病いの効果は、ここでもまた、老いの効果に近い。同じように、その人が誰なのかを分からなくさせてしまうのである。病者もまた、「仮装した」ように見える。それによって、その人が見分けられなくなる。病いが、同一性を巡るこのつらい場面を免除してくれることは稀である。そこでは、自分自身の姿を認めることが困難になるのだ。

西洋社会における顔について考察するなかで、人類学者ダヴィッド・ル・ブルトンは、同一性や再認の感覚と、顔が元々のままに保たれていることの重要性とのあいだに保たれている密接なつながりを、他の文化の考え方との差異において強調している。他の文化では、誇りを高めるために、極めて象徴的な傷をつけたり、痕跡を残したりすることで、顔が意図的に変形されることもある。[30] 西洋社会では、顔は身体のどの部分にもまして、主体の固有性に、人格的同一性に、さらには心的な内密性の表現に直接結びついている。[31]

顔は再認の媒体であり、他者に対する関係の基盤であり、したがって、その変形、あるいはそのちょっとした変質は、主体の同一性の感覚を危ういものにする。顔が傷つくということは、もっとずっと深くまで傷つくということであり、しばしばそれは、主体性の本質的な構成要素にまで及ぶのである。したがって、ヴァレリー〔一四〕を想起しながら、顔の皮膚とは最も深いところにあるものなのだと言うことができるだろう。

病いの経験において衝撃的なことは、自分の「本当の顔」と病いや治療によって押しつけられた顔とが一致しえなくなることである。その違いが、他者の目にはっきりと見えているとは限らない。それは、病む人にしか気づかれないかもしれない。病む人は、自分自身の「基準の顔」[32]を失ったと思う。顔は、病いの進行が図像化される場所となる。老いの効果にも似て、病いが顔に残す痕跡は「醜くなって、自分自身が失われていくしるしとして」[33]経験される。かくして、病むということは、老いることと同様に、「自分の顔からゆっくりと退去していくことなのである」[34]。病者の顔はもはや「潰走する顔」[35]でしかない。「基準の顔からのずれが同一性の感覚の混乱、さらには解体と

（30）〔六九頁〕David Le Breton, « Visage, anthropologie du visage », in *Dictionnaire du corps* (dir. Michela Marzano), Puf, « Quadrige », Paris, 2007, p. 974-977.

（31）〔六九頁〕*Ibid.*, p. 977.「人間の体のすべての部位のなかで、顔には最も高い価値が凝縮されている。その人をその人として特定させる原盤であり、そこには同一性の感覚が輝き、その人の魅力と美醜に関わる無数の価値がつなぎとめられている。その価値が非常に高められているので、損傷の可視的痕跡を示すような顔の変形は悲劇として経験され、同一性の剥脱のイメージが伴う」。

（32）David Le Breton, *Des visages. Essai d'anthropologie*, Paris, Métailié, 2004, p. 174.「それぞれの人は、それをものさしとしてその日の顔を測定するような基準の顔をもっているように思われる。その基準の顔だけが、直視可能な顔である」。

（33）*Ibid.*, p. 175.

（34）*Id.*

（35）*Id.*

感じられうる」[36]ことは明らかである。顔を自分自身のものと特定できず、そこに自分の姿を認めることが難しくなると、病む人の他性の感覚が強化される。病いは顔を「死を思わせるもの（*memento mori*）」[37]に変えてしまう。

同一性の感覚と鏡に映るイメージとのこうした乖離は、いくつかの記憶の病理において、激しい形で現れる。『ただよう船乗り』において、神経精神医学者オリヴァー・サックスは、コルサコフ症候群〔一五〕に侵された患者・ジミーのケースを紹介している。それは、記憶を「固定させてしまう」特殊な記憶喪失症である。それによって、四九歳になったジミーは、自分が二十歳であると思い込んでしまう。[38]精神科医がさし出した鏡に映る像に相対して、自分はまだ若い海兵隊員だと思っている老いた船乗りは恐れおののいてしまう。ジミーの感じた恐怖は、程度の差はどうあれ、病いが自分にもたらす顔に相対して、時に患者が感じていることを理解させてくれる。それは、根本から別の誰かになってしまったという感覚であり、なにかの悪い冗談のように、鏡のなかで自分のいるべき場所を占めている侵入者と対面することの不安である。自分がいたはずの場所から外され、ほかの誰かに取って代わられてしまったという印象。自分のイメージが、ひとりの年寄りの姿に隠れて消えて

（36） *Ibid.*, p. 177. ダヴィッド・ル・ブルトンは、フロイトが「不気味なもの」についての論文（« L'inquiétante étrangeté », *Essais de psychanalyse appliquée*, Paris, Gallimard, 1933, p. 204〔フロイト、「不気味なもの」藤野寛訳、『フロイト全集17　一九一九―二二年』、岩波書店、二〇〇六年、四七頁〕）で行った分析を再び取り上げている。それは、鏡に映る自分自身の像を「侵入者」と見なしてしまうような混乱の時についての分析である。

（37） *Ibid.*, p. 173. David Le Breton, « Visage », in *Dictionnaire du corps*, *op. cit.*, p. 977 も参照。「顔に対する内密の関係は、ある種の、死を思わせるものである」。

（38） Oliver Sacks, *L'Homme qui prenait sa femme pour un chapeau*, Paris, Seuil, 1992, « Essai », « Le Marin perdu », p. 43〔オリヴァー・サックス『妻を帽子とまちがえた男』、高見幸郎・金子泰子訳、早川書房、二〇〇九年、六一頁〕。サックスは、ジミーに彼の「本当の」姿を見せてしまったのは、まだ若い医師であった自分の失敗のひとつであると見なしている。

いくのを見ること。病いがその外見、とりわけその顔を損なった時、しばしば病者が感じるのはそれである。

自分自身の固有性の場所である顔は、苦しみによって徴用され、病いによって消し去られる。顔が病いの領土に併合される。病いの進行が顔に現れない時にも、しばしば激しい苦痛が顔を変形させる。顔は病いの重さを計る定規となる。いつもは思考や感情を表現する場所である顔が、苦しみの表層でしかないものになる。このように顔を剝脱されるということは、その人がいかに切迫した苦しみにとらわれているかを示している。顔について考察するなかで、ジル・ドゥルーズは、彼自身が直面した二者択一を定式化している。すなわち、顔は自分が考えていることを表出するか、自分が苦しんでいることを露呈してしまうかのいずれかであると。

顔については、状況に応じて、二種類の問いを投げかけることができる。

あなたは何を考えていますか。もしくは、あなたは何にとらわれていますか。どうしましたか。何を感じ、何に苦しんでいますか。ある時には、顔は何ごとかを思い、［…］ある時には、何ごとかに耐え、あるいは苦しむ。[39]

あなたは何にとらわれているのか。人は、苦しんでいる顔を前にして、心のなかで問いかける。他人との関係からも、対話からも、人前に立つことからさえも完全に身を引いてしまうほど、あなたを専有してしまっているものは何なのか。あなたをつかみ、一切のつながりを断ち切るような、この苦し

(39) Gilles Deleuze, *L'Image-mouvement*, Paris, Minuit, 1983, p. 127〔ジル・ドゥルーズ『シネマ1＊運動イメージ』、財津理・齋藤範訳、法政大学出版局、二〇〇八年、一五七頁〕、Michela Marzano, « Visage, La greffe du visage », in *Dictionnaire du corps* (dir. Michela Marzano), Paris, Puf, « Quadrige », 2007, p. 979. による引用。

みの力とは何か。何者があなたをあなた自身から引き剝がし、社会に対して、他の人々に対して不在のものにしてしまうのか。

病む人の顔は、多くの場合に、苦しみの表現でしかないものに閉ざされる。それは、様々な思考に対応した多様な表現の扇を広げることをやめる。苦しみの仮面が、他のすべての可能な表現を覆い隠し、病む人はただその身ぶりだけをくり返す。

苦しみが、特に選ばれて、身ぶりの水準で身体化される。とりわけ顔という場所において。かくして、顔の表現は叫びと涙に閉じこもるのである。(40)

顔はもはや、苦しみの半仮面《ハーフマスク》でしかない。この、苦しみにとらわれた主体の自分自身に対する逆説的な現れ方において、顔は感じ取られていることとの強度を表している。それは同時に「自分を感じるということ」が、その最小の表現に縮減されているということでもある。すなわち、我苦しむ、ゆえに我あり、という存在に。[41] 自尊心が保たれていくなかでの顔の象徴的な重要性は誰もが知っている。では、自分の顔が苦しみの表出面でしかないものになった時、患者はなお、いかなる自己イメージをもちうるのだろうか。患者はなお、自分自身の姿を認め、自分自身を愛することができるだろうか。この外観に関する問いは表層的な問いではない。同一性は、身体の表面に見える形で与えられるものであり、その劣化は主体に深く影響を及ぼす。治療の対象として、自らの外観、とりわけ自らの顔に対する患者の関係を、二次的な

(40) Paul Ricœur, « La souffrance n'est pas la douleur », in *Souffrance et Douleur, Autour de Paul Ricœur*, Puf, Paris, « Questions de soin », 2013, p. 20.
(41) *Ibid.*, p. 17.

配慮の焦点と見るべきではない。付随的な美容の問題として片づけることはできないのだ。そうではなく、それは、主体の同一性の見え方の問題に、自らの「顔」《フェイス》に関わっているがゆえに、本質的なのである。そこで問われているのは、他の人々に対して差し向けられるものであり、他の人々に対する関係を可能にするものでもある、その主体の同一性そのものである。

患者によっては、苦しみのあまりに、顔の忘却が際立つこともある。痛みの場所にとらわれるがゆえに、自分の姿をふり返ることもしなくなるのだ。自己への配慮は、主体全体がそこに沈みこんでいる苦しみの中心に集中しており、鏡のなかの自分の姿を見ることも忘れてしまう。(42) 痛みのあまりにまなざしは内にばかり向かい、その構造それ自体において、まなざしは自分自身が外に開かれていることを否認し、接触と交感の場である顔を否認することになる。

もはやそこに自分の姿を認めることのできない自分自身の顔を前にして、

私たちはなお何者であるのだろう。病いは、顔からその固有性を剝ぎ取る。病いは顔の色彩を薄め、皺を伸ばし、それを一種の匿名の白塗りの面《めん》に変えてしまう。

鏡のなかに、髪も、髭も、眉毛もない自分を見る時。自分に向かって呟くことは、何と言おうとも空虚であり、でも自分を苛むものであることを知っている時。その時、さまざまな解釈の背後で、剝き出しになっているものを隠すために作動しているのは、恐怖心である。そこに剝き出しになっているものを、何も説明してはくれないのだから。[43]

（42） 苦痛に関するいくつかの医療的質問紙調査は、患者にこの点について尋ねている。「いつからあなたは鏡のなかの自分を見ていないですか」。顔の忘却についてのこの情報と分析を伝えてくれたセリーヌ・ルフェーヴに感謝したい。

（43） Patrick Autréau, *Se survivre, op. cit.*, p. 71.

病いの試練は、主体を自分自身から奪い取り、その存在から一切の意味を剝脱する、剝き出しのものに耐えるということである。それは、基本的な剝き出しの状態、最小限のものへと縮減された主体を経験するということであり、その事実から、この基本的な剝き出しの状態にある存在を問い直すことになる。病いが自分自身を空っぽにしてしまったこの主体の内に、いったい何が残っているのだろうか。

訳注

〔一三〕アガタ・ツジンスカ（Agata Tuszynska, 1957-）は、ポーランドの作家、ジャーナリスト。演劇評等の活動から、詩作、ルポルタージュへと活動の場を広げ、二〇〇五年『恐怖の家族史』で自らのポーランド人・ユダヤ人の家系の歴史を書き、ベストセラーとなる。『喪失の練習』（二〇〇七年）では、夫ヘンリク・ダスコのがんの宣告後の日々をつづっている。

〔一四〕「人間においてもっとも深いもの、それは皮膚である」。この言葉は、ポール・ヴァレリーの対話編「固定観念（L'Idée fixe）」（一九三二年）に読むことができる。「私」と「医者」が哲学的な対話を続けるこの作品において、上述の言葉は「私」が以前に述べた言葉として、「医者」の口から語られる。（菅野昭正・清水徹訳「固定観念」、『ヴァレリー全集3』、筑摩書房、一九六七年）

〔一五〕コルサコフ症候群：ビタミンB1（チアミン）の不足によって生じる意識障害、眼球運動障害、小脳失調を特徴とする病態をウェルニッケ脳症と呼ぶ。その後遺症がコルサコフ症候群である。これは健忘を主とする病気で、病気になる前の記憶が失われたり（逆行性健忘）、新しいことを覚えられなくなったりする（前向性健忘）。重症の場合には、認知機能が低下し、認知症と診断されることもある。（厚生労働省「e-ヘルスネット」https://www.e-healthnet.mhlw.go.jp/information/dictionary/alcohol/ya-052.html）

5　存在論的動揺

朦朧としたまま、出来事を抜け出す。もう自分自身の姿を認めることができない。だが、「認める」という言葉がもう意味をもたないのだ。

（ジャン＝リュック・ナンシー）

病いが自己の感覚の内に呼び起こす断絶について、さらに問わなければならない。私たちは、正真正銘の「自己と自己のあいだの分離」について、

「再びひとつに戻る」ことの不可能性について、さらには「自己の喪」について語ることができる。(44) 病いは喪失の練習である。病む人が自分自身の姿を認められなくなっているとすれば、自分が自分自身の目に見知らぬ者と映るとすれば、それは自己の感覚、すなわち「同じひとりの人間」であり続けることを可能にする内的な統一を、病いが破壊していることを意味しているのだろうか。それとも、病いはこうした自己の不変性の幻想的な性格を明らかにする経験のひとつであるという可能性を検討すべきなのだろうか。そうであるとすれば、自分はいつも変わらずに自分自身であるという、習慣の反復によって生み出されたある種の感覚の下に、主体が通常は隠し込んでいる深層の不連続性を、病いは露わにしているということになるだろう。

病いは、私たちの同一性の基盤に対する、いくつもの存在論的な問いを呼び起こす。病む人の実存に走るこの亀裂は病いの結果なのだろうか。それとも病いは、安定した同一性の不在を覆い隠そうとする継続的な努力を不可能にしているのだろうか。私たちの同一性とは、ひとつの生活習慣以上の何かであろうか。病いはそれを揺さぶることによって、その習慣の脆さと、おそらくはその人為的な性格を際立たせているのではないだろうか。[45] この、主体の崩壊をどのように理解すればよいのだろう。

病いは、実存的意味で理解されるべき裸性の試練である。それは、何が自分を形作り、支え、規定しているのかについて、深層から問い直すように私たちを導く。それは存在論的な視角を開く。自分自身とは一定の生活習慣以

(44) David Le Breton, *Des visages. Essai d'anthropologie, op. cit.*, p. 326.「苦痛は『自己と自己のあいだの分離を引き起こす』」。「自己の傍らに生き、しかしひとつには戻れない状態を強いられる」。「苦痛は一時的であれ持続的にであれ、自己の喪に服することを強いる」。

(45) Flannery O'Connor, *L'Habitude d'être*, in *Œuvres complètes*, Paris, Gallimard, Quarto, 2009〔『存在することの習慣 フラナリー・オコナー書簡集』、サリー・フィッツジェラルド編、横山貞子訳、筑摩書房、二〇〇七年〕。

上の何かだろうか。

自己の実在性に異議を唱えるデヴィッド・ヒュームのそれのような、主体の同一性に関する哲学的考察が、分析の土台として、例えば精神医学の提供する臨床例を用いているのは印象的である。例えば、オリヴァー・サックスは、ジル・ドゥ・ラ・トゥレット症候群〔一六〕に侵された患者に、「ヒューム的」人間の類型を見いだしている。その、移ろいやすい自己は、感情と同じくらい早く変化してしまう。ヒュームに言わせれば、実際「私たちがその同一性とその完璧な単純さにおいて自己と呼んでいるもの」についての内なる意識は、哲学者たちの想像力の産物なのである。主体は、知覚の流れに還元される。(46)一種の「同一性の核」を奪われた精神科の患者たちにおいて、臨床的に観察できるように。

自分自身であることのこうした困難、例えば虚言症の事例(47)において浮かび上がってくるような、同一性の土台の欠如は、病いの地位に関するより深い問いかけへと私たちを導く。病いは、結局のところ、基盤の構造を、というよりもむしろ、同一性の基盤の不在を露わにしているのではないだろうか。病いは、同一性の感覚を作り出す習慣と反復の過程を、その能力を欠いている病理的な事例を通じて明るみに出しているのではないか。デヴィッド・ヒュームの遺産を引き継ぐ現代の哲学者クレマン・ロセ[一七]にとっては、ここに想

(46) David Hume, *Traité de la nature humaine*, livre I : L'Entendement, Paris, GF Flammarion, 1995〔デイヴィッド・ヒューム『人間本性論　第一巻　知性について』、木曾好能訳、法政大学出版局、二〇一一年〕。

(47) Benjamin Petrovic, *Eléments fondamentaux de l'identité : narcissisme, identification, sexuation, trois problématiques cliniques en psychopathologie*, Université d'Angers, Faculté de médecine, 2007, p. 76.「虚言症者においては、すべてにおいて、自同性を保ちきれないかのように見える。自分の語りが他者に及ぼす効果に魅了されると、自己の物語の内的一貫性を犠牲にしてでも、話し相手がもたらした想像上の効果が優先され、その人の物語的同一性は、自ら進んで姿を消していくことになるだろう」。

定される同一性は幻想でしかない[48]。虚構の同一性しか存在しないのであって、それは下支えしてくれる構造（他者のまなざしやモデルとなる人物や社会的外見）が欠け落ちると、すぐにも崩れ落ちてしまう。同一性の破産について考察しながら、ロセは、主体の真の固有性を把握することの難しさを強調する。かくして、病いは、愛が破綻する時と同じように、「同一性の難破[49]」をもたらす。病いはその同一性の人為的な性格を、経験的《ア・ポステオリ》に示すことになる。私たちを今ある姿にしている外的構造があるだけなのではないのか。私たちは、たまたまそこに身を置いた状況や関係が授けてくれるもの以外の同一性をもたないのではないだろうか。

これに対して私たちは、同一性の内なる与件は基本的に欠落しているという見方ではない、もうひとつの仮説を提起したいと思う。自分自身の何かが、苦しみの試練のなかにあっても、なお耐えて持続するように思われるのだ。この道筋を明確にしていく前に、傷と、傷が呼び起こしかねない「主体の逃走」についての、また別の極端な読解に触れておかなければならない。[50] 実際のところ、自己との断絶が高じるとしばしば、あたかも同一性そのものが可塑的であるかのように、新しい人格が古い人格に入れ代わってしまったと思われることがある。時としてその経験は目に見えて現れ、個人の過去の同一性を解体し、同じ人とは見えなくなってしまうほどに変えてしまう。哲学者カトリーヌ・マラブー〔一八〕はそこに破壊的可塑性の現れを見て、「新たなる傷つきし者」と「偶発事の存在論」についてのエッセイにおいて考察を行っている。[51]

（48） Clément Rosset, *Loin de moi, étude sur l'identité*, Paris, Minuit, 1997; « Qui suis-je » in *Tropiques, cinq conférences mexicaines*, Paris, Minuit, 2010.

（49） Cl. Rosset, *Loin de moi, étude sur l'identité*, *op. cit.*, p. 69.

（50） Catherine Malabou, *Ontologie de l'accident, Essai sur la plasticité destructrice*, Paris, Léo Scheer, 2008, p. 13〔カトリーヌ・マラブー『偶発事の存在論　破壊的可塑性についての試論』、鈴木智之訳、法政大学出版局、二〇二〇年、一一頁〕。

病いはその時、人生のなかで生じる他のさまざまな断絶と同様に、主体の新たな同一性を出現させるものとなる。

新しい人間が、生活史のなかに開かれた深い溝から、再びこの世界に現れ出る。時間をかけて作り上げられてきた雪だるま、ごろごろと転がっていくうちに大きくなり、膨れ上がり、完成されていく雪の塊を、不意に突き崩してしまうような変容が起こることがある。傷を負ったことから、あるいは何でもないようなことから、それ以前の姿からは切り離されたかのように、見知らぬ人が現れる。[52]

カトリーヌ・マラブーにしたがえば、この新たな同一性は、試練によって脆弱化した自己の過度の不安定さ、個別的な弱さのしるしではない。それは潜在的には、試練によって形を変えた誰もが知りうる経験なのである。

私たちの誰もが、ある日別人に、まったくの別人に、それまでの自分とは決して折り合いをつけることができないような何者かになりうるのだ。[53]

なぜ、このような極端な主張に耳を傾けるのか。それは、病む人にとりつく根本的な不安に触れているからである。もはや自分自身ではないこと、根源的な他性、主体の全面的な剝脱についての怖れ。[54] ロセによれば、こうした

（51）〔八九頁〕C. Malabou, *Les Nouveaux Blessés, De Freud à la neurologie, penser les traumatismes contemporains*, Paris, Bayard, 2007〔カトリーヌ・マラブー『新たなる傷つきし者　フロイトから神経科学へ　現代の心的外傷を考える』、平野徹訳、河出書房新社、二〇一六年〕。

（52）C. Malabou, *Ontologie de l'accident, op. cit.*, p. 10〔前掲訳書、四―五頁〕。

（53）*Id.*〔六頁〕。

（54）アルツハイマー病の場合のように自分自身へのよそよそしさの感覚が特に顕著な

見方が私たちを恐れおののかせるのは、それが私たちの置かれている現実の条件にほかならないからである。彼に言わせれば、根源的な裸性の試練のなかで、病いは私たちを、自己の根本的な不在、特性のない自分自身の存在に直面させるのである。

しかし、私たちが擁護したいと思うのは、この仮説ではない。実際のところ病いは、主体が主体自身であることを可能にする、ある種の心理的および身体的な支柱を消失させるように見えるが、そうした支柱のすべてを組み換えてしまうわけではない。病いを抜け出す、あるいは少なくともそこから回復するということは、まったく別の誰かになってしまうということではなく、「新しい皮膚」をまとうということである。それは、生活の習慣を変え、新しい支柱、思考と体の新たな習慣に立脚し、新たなヴァリエーションのなかで自分自身であり続けることである。病いは、自分の体と思考を変形させ、それらを支え導く内なる構造の再配置を強いる。それには、非意志的なものの新たな形の創出、[55] 主体の深みに埋め込まれた暗黙の力の組織化された全体の創出が必要になる。可塑性が存在するとしても、おそらくそれは、爆発的な形でかつての個人を消失させてしまうような破壊的可塑性ではなく、新しい生活習慣に形を与え、よそよそしいものになってしまった体や心を別様に自分のものにしていく主体の力の内にある。新たな習慣を採用し、それを取り込み、内面化し、ついには見えないものにしていく人間の力のなかで、病む人が過去から引きずっている同一性を乗り越えていく力がある部分で発揮

疾患に対して、世間一般の人々が恐怖心を抱いてしまうということは、おそらくこれによって説明される。いくつかの研究が強調しているように、その病いが病者本人にとっては必ずしもそのように経験されていないとしても、患者の近親者たちにとってはやはりそうとられてしまう。彼らは、家族的なつながりが病む人の意識からほつれて失われたり、消え去ったりしているのを見てしまうのである。

(55) ポール・リクールが、『意志の哲学』(*Philosophie de la volonté, op. cit.*, p. 424〔七九六頁〕)でこの言葉に与えた意味において。

されるのである。病いがしばしば剥脱として現れるとしても、これと釣り合いを取る《ア・コントラリオ》形で寛解や治癒の創造的次元が存在し、それはある部分では、自己創造の反復として解釈しうる。主体は、自分自身から奪われてしまった存在に再び手をのばし、今新たに自分のものとなった体に慣れ、限定されたものになっているとしても、その可能性を測る。その主体にとっては、自らの可能性の範囲を構成するものを測定することが必要なのである。自分自身に対するこのまったく初めての関係のなかで、治療が私たちを導き、私たちに寄り添う。今そうなってしまった自分自身を、自分自身の手に取り戻し、自己と自己のあいだの隔たりを縮めていくのである。

病いが自己の感覚を試練にかけるとすれば、それは、病いが主体を自分の「場所」から立ち退かせ、その生活を構造化する見えない基準でもある習慣の襞を消してしまうからである。習慣によって私たちは、虚構の場所に、想像された住処に、幻想的な形で構築された同一性に根を下す。自己はそこに置かれているのである。記憶に支えられる場所、それは主体の身体に深く受肉化し、他者の記憶によってもまた重みを増す。他者の記憶が、私自身の表象と身体にとりつき、貫いている。今ある私、私の自己、そこに私がくつろいでいられる場所は、肉体的および心理的な習慣によって支えられる。その習慣は記憶によって担われ、身体の内に書き込まれる。だが、記憶や身体が損なわれてしまったならば、自己は自らを維持することに困難を覚える。「自分自身であること」が自明のものではなくなる。その時、どのようにして主体は自らを再創造しうるだろうか。かつてのあり方を模倣しようとするべきだろうか。病いが生み出したこのもう一人の私は誰なのか。その私は、自然さを欠き、「正統な」ものとは感じられなくなってはいないだろうか。なんにせよ、この新しい自分はしばしば侵入者として、病む人とその過去の姿のあいだに差し込まれた仮面として受け止められる。長期にわたる病いにおいては、何者かに成り変わっていくということが先鋭な問いとなる。もしも病気でなかったなら、自分はどうなっていただろう。病む人は、自分が「かつて」そうであった姿についての想い出までをも失いつつある、という感覚を抱くことがある。姿を消してしまった人の顔が、ついには記憶から消えていくように。

私たちの生が本質的にほころびていくものであるとしても、おそらく病いにおいて、その解け散る様は極めて苦痛なものになる。[56] 損傷経験としての苦しみは、自分自身の存在の構築性を露わにさせる。[57] しかし、その内なる統一性の感覚がぐらついたとしても、それは再度打ち立てることができるものでもある。モンテーニュが言うように「私たちの行為というのは寄せ集めの断片でしかない[58]」のだとしても、やはり何がそれらの断片をひとつにまとめているのかを問わなければならないのだ。ここで私たちは、治療を、この内的なつながりを再創造し、患者が新しい生活習慣を形作るのを助ける力と見ることができる。自分の体と頭の内に住まう新しい様式。それを新たに、自分自身の場所として生きること。自己から遠く隔てられてしまったあとに、統一性と同一性の感覚を再創造すること。自己の風合いを再び見いだすこと。自分の物語を語ることによって、それを再び自分のものにすること。おそらくはそのようにして、脆弱な主体は自らを修復するのである。

(56) *Ibid.*, p. 426〔七九九頁〕。
(57) *Ibid.*,「構成された存在だけが損傷を負うことができる。この否定性は、苦しみによって自分自身に明かされる」。
(58) Montaigne, *Essais*, livre II, ch. 1, Paris, Gallimard, « Bibliothèque de la Pléiade », 1989, p. 320〔ミシェル・ド・モンテーニュ『エセー　第三巻』、宮下志朗訳、白水社、二〇〇八年、二〇頁〕。

訳注

〔一六〕ジル・ドゥ・ラ・トゥレット症候群（Gilles de la Tourette syndrome）：ジル・ドゥ・ラ・トゥレット症候群（GTS）は小児期に発症する神経発達障害で複数の運動チックと音声チックを特徴とする。チック症状は通常一〇歳までに発症し、増悪と寛解を示しながら年齢とともに軽快することが多い。小児と思春期の有病率は約一%と推定されている。（Nature Asia: https://www.natureasia.com/ja-jp/reviews/highlight/83182）

〔一七〕クレマン・ロセ（Clément Rosset, 1939–2018）は、ニース大学で教授を務めたフランスの哲学者。『私から遠く離れて（*Loin de moi*）』（一九九九年）では、「社会的同一性（identité sociale）」に先立つ「人格的同一性（identité personnelle）」の実在性についての徹底的な懐疑的考察がなされている。人々はしばしば、社会的同一性を慣習的な自己、表層的に呈示され承認された自己に過ぎないものと見なし、これに先行して「内的な（in-time）」「真の（réelle）」自己が存在すると考えているが、関係性に先立つ「自己の実在」こそ「亡霊（fantôme）」に過ぎない。社会的同一性だけが「唯一の実在の同一性」であるが、それは実体的なものではなく、関係性のなかで構成された「借り物の同一性（identité d'emprunt）」にほかならない。したがって、それは関係の破綻によっていつでも喪失しうる。「実際に、愛するもの、手にしていたものの喪失（あるいは同様の喪失）は自ずから同一性の難破をもたらす。人々は、その同一性を人格的な所有物と考えたがるのだが、実際には、他者からの愛に依存した借り物の財に過ぎなかったのである」

（p. 69）。

〔一八〕カトリーヌ・マラブー（Catherine Malabou, 1959–）は、存在がその形を変えながら生き続ける様を「可塑性（plasticité）」という概念によってとらえるが、脳神経科学への接近を通じて思考を展開させていくなかで、「それまでの同一性が消去され、別の存在様式が作り出される」ような「変容」が生じうることを主張し、これを「破壊的可塑性」と呼んでいる（*Les Nouveaux blessés*, 2007. 平野徹訳『新たなる傷つきし者』、河出書房新社、二〇一六年）。重篤な脳神経の損傷のような「傷」を負うことで、あるいはまた「何でもないような些細なこと」から、「存在の全面的な変形」が生じうるのだとマラブーは言う（*Ontologie de l'accident*, 2009. 鈴木智之訳『偶発事の存在論』、法政大学出版局、二〇二〇年）。生命体の同一性を断ち切るかのように生じるこの破壊的変形の可能性に対して、マランは、傷からの治癒が可能であるならばそれは「主体の深みに埋め込まれた暗黙の力」の作動によるのだと見なし、まったく別の誰かになってしまうわけではないのだと論じている。

6　新しい自己の習慣としての治療

「ゆっくりと、私は、開かれた人生の傾斜面を、再びよじ登っていった」

（アンリ・ミショー）

では、治療をいかにとらえればよいのだろうか。自分自身を再び自分のものにするための努力を援助し、支援する営みとしての治療。その時、治療するとは、もはや自分のものではなくなってしまったけれど、それでも自分に担わされている身体を前にして感じる不安を乗り越えていく勇気を、病いから抜け出そうとする人に与えることである。この体を愛し、この体に住まうことを助ける。治療者は、その体に価値を授ける、あるいは、患者自身がまだ自覚していないその能力を引き出す力を有している。したがって、治療とは逆説的にも、患者がひとりでいられるようになり、その言葉のすべての意味において、自分で自分を支えることができるようになるために、患者に寄り添うということである。自分自身と和解し、外から自分を守ってくれる人がいなくても、つぶれてしまう心配をせずにいられるようになること。ここで、医学的枠組みのなかでイメージされる修復的な治療は、より基本的な治療の形を変えたものにほかならないことが分かるだろう。基本的な治療は、しばしば見えない治療であり、それを受ける人が自覚しないところで経験されている。子どもを支えて、その子が自分自身になっていくのを助けるような配慮。その同一性を確認するまなざし、自分の体とその境界、文字通りの意味での自己規定に意識を向けることを可能にするような接触。

病いとの関わりにおいて、治療は身体的で心理的な、人格的で親密な支援の再構築を伴う。それは同時に、患者が自らを語るのを助けることを介してなされる。自己の語りの軌道が見失われ、自分自身についての内なる物語に穴が穿たれることによってしばしば言葉にしがたいものとして経験されることを、患者が発話の対象にするのを助ける。医学的な書類に書き込まれ、数字と生データの無意味な羅列に変形されてしまった自分自身のストーリーを、再び自分のものにするために、自らに語ること。そのストーリーを縫い直し、修復すること。より一般的には、患者が病いから抜け出すのを助けるということは、まず何より、病いによってしばしばそこに封じ込められていた受け身の状態から抜け出すのを助けるということである。外傷的体験が生み出す痙攣状態や激しい恐怖から抜け出すこと、ベッドに釘付けにされた病者がしばしばそうなるような、狭い場所に横たわったままの生活から出ていくこと。

空っぽになった「私」に再び力を注ぎこみ、そこに感覚と肉体を与えること。自己の風合いと、自己への配慮と、自己愛を再び出現させること。

多くの患者にとって、病いの時とは、受け身で何かを被り、何かに侵襲される時である。治療の失敗や成功を理解するための本質的な要素がそこにある。実際のところ、「病いから抜け出す」ための治療がこの受動性と侵襲性という二つの構造を再生産してしまうとすれば、それは早々に拒絶され、あるいは放棄されてしまうことになるだろう。おそらく、患者を直かに治療することよりも、患者が自分で自分を治療するのを助けることが大事なのである。ウィニコットとともに、実際に大事なことは、患者がその人自身の解決を見つけられるように「成長をうながすこと」であると言えるだろう。[59] したがって、ある種の医療的な関わりが依存や疎外や侵襲に通ずるものをもたらしかねないということに、注意を向ける必要がある。[60] したがって、「病いにとらえられたあと、今度は医療的処置にとらえられてしまう対象としてではなく」、患者が「主体として迎えられる」[61]ことが求められるのだ。ここで精神分析学的アプローチについての考察として言われていることは、病いを抜け出しつつある、少なくともそのクリティカルな時期を抜け出しつつある患者に寄り添う、他のタイプの治療にも一般化することができる。自分の無力さ

（59） Donald W. Winnicott, *Conversations ordinaires*, « Cure », *op. cit.*, p. 174〔「治療　癒すこと」、一〇八頁〕。「医療専門職者が関わる場面で、適切な専門的行動が取られれば、病む人は、困難な問題や他者との関係を自分で解決していくでしょう。そこで必要とされるのは、医療を用いることよりも、ただその人の成長をうながすことなのです」。

（60） 治療者の介入がもたらしうる「内密な領域への不法侵入の感覚」と、それによって呼び起こされる抵抗については、特にジョルジュ・ドゥヴルー『同一性の放棄、消滅への抵抗』（Georges Devereux, *La Renonciation à l'identité, Défence contre l'anéantissement*, Paris, Payot et Rivages, « Petite bibliothèque Payot », 2009）を参照。

（61） François Ansermet, *Clinique de l'origine*, Nantes, Édtions nouvelles Cécile Defaut, 2012, p. 110.

に苦しんできたストーリーのなかから患者が自分自身のストーリーを取り戻そうとしているのであれば、一人称の行為と表現の余地を残すような治療の次元を考えなければならない。実際に、場合によってはまぎれもなく「受け身であることの苦しみ」、「トラウマ的な受動性」が生じうる。(62) ここにはまさに、治療の両義性を見ることができる。治療に内在する暴力が、心理的な病理を生みだしてしまうのだ。パトリック・オトレオの著作のタイトル〔一九〕が示しているように、問題は単に生き延びることではなく、自分自身を生きながらえること、病いによって変わってしまった自分自身を、病いによって別人になってしまったあとの自分自身を生きることにある。サルトルの言葉をもじって言えば、問題は「病いが私たちから作り出したものから、私たちは何を作り出せるだろうか」にある。自らの同一性に課せられたこの試練を、いかに乗り越えていけるだろうか。

こうした脆弱さは、治癒であれ寛解であれ、病いから抜け出していく過程のなかでブレーキとして作用する。病いのクリティカルな時期から抜け出していく時には、人は自分がそこで経験してきたことにとりつかれている。傷ついた人間としてあった自分が、回復期、寛解期の不明確な同一性の一時的な基盤になっている。マトリューシュカ人形のように、病んでいる自分が自分のなかにとどまっている。この傷つきやすい同一性を土台として、何者になることができるのだろうか。

(62) *Ibid.*, p. 105. フランソワ・アンセルメはポールの症例を挙げている。ポールは、一四か月での肝臓移植を行った後、侵害的な治療を受けたことによって、何年間も不安な症状を呈し続けた少年である。心的外傷は、病いとともに、集中的で侵襲的な治療（注入管による食物供給）にも由来する。そうした治療は、子どもに受動的な状態を強いており、アンセルメはその「受け身であることの苦しみ」あるいは「トラウマ的な受動性」について論じている。

突然、こう言われるのだ。これで終わりです。それで退院になる。でも、自分の前にあることの一切が怖い。髪の抜けた男が、自分のなかにとどまっているからだ。(63)

病める人間であった自分が、病室を出たとたんに奇跡のように消えていなくなるわけではない。それは、不安を呼び起こす亡霊のように自分のなかにとどまっていて、それとは違う誰かになろうとする自分の努力を脅かす。自分のなかの脆弱性をいかに治療するのか。自己の内にある複数の異なる存在をいかに共存させるのか。病いを抜け出していく人は、抜け出しつつあるにもかかわらず、自分のなかにある病いのしるしに耐えることを学ばなくてはならない。身体的な傷跡であれ、心理的な傷跡であれ、病いは容易に消えてなくならない痕跡を残し、主体のイメージのなかでも、その印象のなかでも、自己の感覚に影響を及ぼす。私たちは、治癒や寛解は苦しみの消失であると考えたがる。だが、しばしば苦痛は完全には消え去らない。時には、苦痛が自己の習慣的な感覚の内に取り込まれる。ある種の疾患においては、身体的な苦痛が自己の常態となる。「自分が手に入れてしまった」苦痛を、主体は自分自身のものとして認識するのである。今や、病む人の身体は、この苦痛によってもまた作られている。

病いから立ち直るということは、場合によっては、苦しみが自分の生の一部になるのを受け入れるということである。しかし、それはまた大人になるということではないだろうか。否定的な経験を受け入れ、それを担い、内面化すること。この苦しみは、それが耐えうるものである限り、とりわけ慢性疾患の場合には、諸感覚の織目模様のなかに組み込まれる。それは、お馴染

(63) Patrick Autréau, *Se survivre*, *op. cit.*, p. 64.

みの苦痛となる。[64] 何がそれを呼び起こしているのか分かっているので、強い不安を呼び起こすこともなく、またこれかと認識される苦痛。したがってそれは、反省による知的な書き込みではなく、主体の感覚地図を描く知覚の拡張なのである。たとえそれが困難な課題であるとしても、病んでいる状態を乗り越えていくということは、しばしば、病いのしるしを自己の内に組み入れていくことである。そこには身体的な書き込みが残される。傷ついた、あるいは損なわれた身体器官に固有の感受性。その苦痛に満ちた生の心理的な痕跡。

傷ついた同一性の治療は、その最初の段階では、自己の土台を築くという目標に集約されうるだろう。すなわち、自己の風合い＝好みを取り戻すことである。もし主体の本質的な躍動、自己に対する存在の欲望がなければ、おそらく、深く傷ついた主体の修復はありえないだろう。自己への愛を、身体への、自分の身体への慣れ親しみを取り戻すこと。自分の体を作っているものを自分自身のものにすること。自分の生活を再び可能にすること。新たな可能性を生み出すこと。自分の新しい同一性を引き受けること。

治療はつまるところ、病者の学びとして現れてくる。〔二〇〕自分の体についての新しい技法の学び。その弱さと、同時にその可能性を自覚すること。残されている可能性と、新たに見いだされる可能性を意識すること。治療は新しい生活習慣の獲得を通してなされていく。それは体の作りと動き、同時に思考の方向性、新しい対象に向かう力、現実を把握する新しいやり方に関わる。ここまで私たちは、病いが主体を上から下まで揺るがせてしまいかねないと主張してきた。治療とはこの混沌に秩序を与えることである。万華鏡が新し

(64) Cf. Guillaume de Fonclare, *Dans ma peau*, *op. cit.*, p. 58.「苦痛は［…］食欲や羨望や嗅覚がそうであるように、また触覚や恐れや不安がそうであるように、もう自分自身の一部なのだということを受け入れる」。

い絵柄を描き出すように、その人ならではの、病気になる以前の生活のなかではあまり目立っていなかったような、性質や能力を出現させていくことにある。ここで私たちが訴えたいのはそのことである。この意味において、同時に治癒の過程でもありうる治療の過程とは、まだはっきり自分自身のものとして見えていない、能力や弱さを自分自身のものにしていく契機である。自分の体が傷み、弱り、脆く、傷つきやすくなって、自分にとってよそよそしいものとなることがありえた。それと同様に今度は、自分自身の同一性が取り戻されねばならないのである。この意味で、治療は、言葉の強い意味において、自己の再教育である。

なぜ、再教育という考え方が重要なのか。それは、文字通りの意味でも、隠喩的な意味でも、人が「再び歩み始める」ということの本質的な要素を集約しているからである。再教育は、傷ついたり障害を負ったりした自分の体を、再び自分のものにすること、それを自分自身の体にしていくこと、ばらばらだった諸部分をつなぎ合わせること、有機体の統一性を再構築することを可能にする。それは、身体を駆け巡る動的な流れの再掌握を可能にし、その動きをうながす。身体のパーツ、器官や四肢のばらばらな集まりに換えて、再教育は身体に張りを与え、姿勢をとらせ、身動きを飼い慣らして滑らかなものにし、固まった関節の錆を落とす。再教育の力は、苦しみにはまってしまって、妨げられて身動きが取れなくなり、色々なことが出来なくなってしまった身体に閉じこもっていた主体を、再生させうることにある。それは自由を獲得するための練習である。その自由は、患者が負ってしまった機能的な障害に比べればほんの小さなものであるかもしれないが、それでも常に、すぐれて象徴的な意味をもつ。そうした少しずつの前進によって、主体を自分自身のものとして再発見することが可能になり、自分に出来るさまざまなことが分かってゆき、これが同一性の再生に寄与する。そのことは、脳に損傷を追ってしまった子どもたちが行う運動療法《キネジセラピー》の役割にはっきりと

表れている。(65)

運動療法のイメージはさらに、次の点に目を向けることをうながす。それは、治療関係における触れることとの重要性である。触れることは、他者に対する関わり、注意、配慮を表し、病者が自分の体の新しい輪郭を意識化することを可能にする。それはまた、神経質になって張りつめているような、自分を試したくて、同時に不安になっているような身体を落ち着かせることができる。再教育とは、他者の手に触れられることによって、ただし（欲望にかられている時のような）所有関係のなかで触れられるのではない形で、自己の身体感覚との接触を取り戻し、自分の身体にエネルギーを供給することであると理解できる。そうした接触は人に、自己の身体についての快楽を、さらには自己に対するある種の歓びを「目覚めさせる」。(66)(67)カンギレムの表現を借りれば、「妨げられた生」から抜け出し、ある種の動きの滑らかさを取り戻すこと、また同時に、疾患が押しつけている心理的なこわばりやその反復

的で強迫的な状態を抜け出すことが求められる。[68] 機能的な再教育についての

（65） ここでの考察はジャン＝ミシェル・エネベルと彼の学位論文に多くを負っている。Jean-Michel Hennebel, *Le Problème philosophique de la rééducation. Le cas particulier de l'enfant cérébro-lésé, au croisement des savoirs : philosophie des sciences cognitives, phénoménologie et philosophie de l'éducation*, Université Charles de Gaulle-Lille III, 2009 (Prix Pierre Simon).

（66） Jean-Michel Hennebel, *Le Problème philosophique de la rééducation, op. cit.*, p. 270.「激しく、したがってまた乱暴に覚醒させようとするよりも、優しく、はげますように、心を込めて、安心させるように触れる方が、行動する力が縮小して苦しんでいる身体を目覚めさせることができるのである」。

（67） *Ibid.*, p. 271.「子どもが身体のなかに存在し、それを再び自分自身のものとして取り戻すことができるように、快楽に、さらには喜びに目覚めること」。

（68） Georges Canguilhem, *Le Normal et le Pathologique*, Paris, Puf, 1984, p. 85〔ジョルジュ・カンギレム『正常と病理』、滝沢武久訳、法政大学出版局、一九八七年、一一五頁〕(Jean-Michel Hennebel, *Le Problème philosophique de la rééducation. op. cit.*, p. 230 に引用)。「病理的なものは、受苦、すなわち苦しみと力の喪失についての直接的で具体的な感覚、妨げられた生の感覚を伴っている」。

こうした考察は、治療のモデルを考えるための道筋を開いてくれる。病いがその人に残したものに、病む人が適応していくことをいかに援助するか。具体的にも、また象徴的にも、病者が自分を「立て直す」ことをいかに援助するか。新しい自分自身への自覚をうながし、優しく触れることでその身体の境界を示し、「治療の襞[69]」を通して身体的習慣の、また恐らくより一般的には、生活習慣の新たな襞を作り出すことによって。

力を取り戻す、修復する、よみがえらせる、折り合いをつける。こうしたことが、この治療の課題である。それはまさに「自己の陶冶[70]」、身体と自己の新たな習慣と新しい慣れ親しみの創造である。しかしこの陶冶は、人が自分自身と折り合いをつけるためのより基層的な条件なのである。

しばしば、治療者のまなざしや手に触れることで、主体は立ち現れ、あるいは再生する。ただ単に包帯を巻き直すだけで、一人の人の全体に治療を施すことになる。それが治療の力であり、同時に謙虚さである。患者は、自分自身に対する気遣いを完全に失っているように見えることがある。技術的には取るに足らないふるまいが、そうであるにもかかわらず、患者を新たによみがえらせる手段となる。野宿生活者や浮浪者たちに対してはしばしば、化膿した傷口や虫歯の手当をするだけでも、自分自身への配慮を再生させることができる。患者たちが「人格的崩壊」や「気力喪失」に陥っている場合には、ごく微力なものであったとしても、治療が自己の感覚を復活させることがある。このような場合にも、病いとともに身体的な自己の感覚がごっそりと放棄され、同時に、あたかも主体が麻痺しているかのように、自己への無関心が生じるのだと考えることができる。したがって逆説的にも、ダヴィッド・ル・ブルトンが強調するように、「良質の治療と、治療者の寄り添いによって、

(69) Jean-Michel Hennebel, *Le Problème philosophique de la rééducation, op. cit.*, p. 116.
(70) *Ibid.*, p. 17.

自己へのエネルギーの備給が可能になると、少しずつ自分の身体への意識を取り戻し、また新たに痛みの辛さを感じるようになる。それが、自己の奪還の第一歩なのだ[71]」。したがって、病いからの治癒あるいは回復は、とりわけ心理的疾患の場合、必ずしも痛みからの解放ではない。痛みは、主体と自分の体との再接続のシグナルである限りにおいて、時には良いしるしなのである。ほんのちょっとした接触だけでも、配慮が向けられていることが示されるのであれば、失われていた主体を、少なくともその瞬間には自分自身のもとに連れ戻すことができる。あたかも、治療が可感的な外皮を、患者が自分自身の存在を感じることを可能にする「皮膚」を作り出すかのようである。

私たちはここで、ディディエ・アンジューの分析から着想を得て、病む人を皮を剝がれた存在と見なし[72]、「治療の皮膚」のイメージを提起することができるだろう[73]。脆くなってしまった主体のための繭となる、この治療の皮膚を織り上げるような一群の触れ方、まなざしの向け方、言葉のかけ方が確かにある。それは、新たな自己の感触をもたらし、新しい自己の感覚の支えとなる。言葉は単なる添え物、「上辺を繕う」ための慰めに留まるわけではない。言葉は、それを欠いていた経験に意味を与え、主体を語りの秩序と方向性の内に組み入れる。パトリック・オトレオが言うように、「誰も治癒をもたらすことのできないものを治療するためには、書く」ことが大事なのだ。(74) まずは、自分に向けて、苦しみを対象化し、そこから自分を引き離すために書

(71) David Le Breton, « Douleur », in *Dictionnaire du corps, op. cit.*, p. 324.

(72) この点については『熱のない人間』(*L'Homme sans fièvre*, Paris, Armand Colin, 2013.) においてすでに論じた〔クレール・マラン『熱のない人間　治癒せざるものの治療のために』、鈴木智之訳、法政大学出版局、二〇一六年〕。

(73) Didier Anzieu, *Le Moi-peau*, Paris, Dunod, 1995, p. 230〔ディディエ・アンジュー『皮膚-自我』、福田素子訳、言叢社、一九九三年、三三六—三三七頁〕。アンジューは言葉の、熱の、音の皮膚について語っている。

(74) Patrick Autréau, *Se survivre, op. cit.*, p. 65.

くこと。経験されたことの大きさを測るために。物語のなかに戻って、病いがもたらした宙吊りの状態、人間関係や紐帯や時代の流れから外れて宙に浮いた状態を離れること。病いの危機的な状態によって固まってしまったように見えるストーリーに、もう一度自分を組み入れること。

こうした語りを可能にすることは、とりわけ精神分析的なアプローチによる治療の仕事である。そこでは、ポール・リクールが「語りの破綻」[75]と呼ぶものから抜け出すこと、喪失を対象化することが求められている。パトリック・オトレオがとても正確に言っているように、「喪失それ自体から、何ひとつ見失わないこと」[76]、主体がその淵に深く沈んでしまわない限り、主体を変形させるこの喪失の経験を見失ってしまわないことが必要なのである。重篤な、あるいは慢性的な病いの経験は、しばしばトラウマ的な経験であり、人を、なすすべもなく恐れおののく状態、一種の「心理的な穴」、「可能な表象の絶対的な不在」[77]のなかに置き去りにする。この痙攣状態を抜け出し、再び時間の流れのなかに、より一般的に言えば人生の内に参入するために必要なのは、まさにこの、病んでいる自己の、自分の身に「起こった」ことの表象である。それをなしえている患者たちにおいては、病人同士のやり取りであっても、病いについての文章の執筆であっても、苦しみを記した著作を読むことであってもよいのだが、さまざまな形の語りが、自己との和解の支えになっているように見える。[78] それらは、苦痛に満ちたストーリーを再び自分自身のものにすること、それを時の経過のなかに、人格的な意味のなかに組み

(75) Paul Ricœur, « La souffrance n'est pas la douleur », *op. cit.*, p. 23.
(76) Patrick Autréau, *Se survivre, op. cit.*, p. 29.
(77) François Ansermet, *Clinique de l'origine, op. cit.*, p. 111.
(78) 物語的同一性の概念をめぐるポール・リクールらの仕事に着想を得た、ナラティヴ・エシックスをめぐる考察が、今日獲得している重要性については、すでに周知のところである。Paul Ricœur, *Soi-même comme un autre*, Paris, Seuil, « Essais », 1990〔ポール・リクール『他者のような自己自身』、久米博訳、法政大学出版局、一九九六年〕参照。

入れること、方向性をもって書き込まれていくことを可能にする。

『病い』と題された、アルベルト・バレラ・ティスカの小説の主導線のひとつは、苦しむ自己の語りがもつ、この治療的な、浄化的な力である。ミランダ医師の患者のひとりであるエルネスト・デュランは、しつこく医師にメールを送り続け、自分を急いで診て欲しいと訴える。医師は、彼が病気だと思い込んでいるだけだと確信して、秘書であるカリーナに、彼からのメッセージを転送しないように頼む。しかしながら、カリーナはこの患者の悲痛な様子に心を動かされ、彼の強迫的な行動（デュランはミランダ医師のあとをつけ始める）を心配して、医師のふりをして彼に返信する決意をする。こうして、一通の手紙がしたためられる。そこで、この秘書は、医師の言葉遣いや語彙を借りながら、同時に、デュランというこのひとりの患者に対してこの医師がさしむけることのなかった寛容さと関心とを書き加える。後悔の念にとらわれ、彼女はついに、自分が医師のふりをしているのだと彼に告白する。

しかし、彼女が受け取ったその返信のなかで、デュランは、何ごともなかったかのようにミランダ医師宛にメールを書き続けている。そのようにして、このメールのやりとりが、たとえ嘘に支えられているとしても、どれほど貴重であり、彼にとって必要な治療となっているのかを示すのである。誰かに語りかけること、自分の心の苦しみや不安を物語ること、自分を自由にするためにそれを言葉にすること。それは、患者自らがその効力を感じる治療である。患者は、解放的な語りが続いていくことを可能にするような形で話すことを必要とする。患者は、自分の問題に対する答えを期待しているわけではなく、単にそれを表出しうることを求めている。デュランが、それを非常にはっきりと言い表しているように。

返事をいただければとてもうれしいです。でも、下さらなくても大丈夫です。あなたに向けて書くということが、自分の状態をよくするためにできる唯一のことなのです。[79]

つまり、自分に向けて語ること、誰かのためにではなく自分のために、ひとつのストーリーのなかに自分を組み入れるために、それをすることが大事なのである。そのストーリーは、宛先や証人としての他の人に向けて、一人称で展開されるのである。

かくして、私たちがここまでに挙げてきたさまざまな形の治療は、私たちがその検討を進めるにしたがって明らかになってきたひとつの願望に向かって収斂していく。主体を自分自身につなぎ直すこと。自分自身と仲直りさせること、ぼろぼろに崩れた同一性のばらばらのかけらをひとつにまとめること。激しい痛みを鎮め、主体が自分自身を取り戻すのを助けること。苦しむ患者は、人の目に晒され、裸にされ、剝き出しの状態になっている。新しい皮膚を作ること。その皮膚は言葉によって作られるかもしれないし、治療者の手が触れることによって現れるかもしれないし、丁寧な配慮や敬意から生まれるかもしれない。

病いは、私たちの同一性がいくつかの配慮や接触によって形作られ、支えられてきた様を、裏側から浮き彫りにしてくれる。そうした配慮や接触が消えてしまうと、それが不在であるということが苦痛になり、同時に、それでも自分が自分であると感じられるためにも、別様に自己を再構築する力を見いだすためにも、ますますそれらが必要になる。こうした経験は、特に気にかけることもなく健康な状態のなかでいつのまにか自分の同一性を織り上げているもの、またそれだけに病いのなかでは欠け落ちてしまうものが何であるのかを明らかにする。すでに見たように、治療は、患者の意志や欲望に抗してはなされえない。患者の内に、自己への配慮と、自分自身を治療する力

(79) Alberto Barrera Tyszka, *La Maladie, op. cit.*, p. 182.

を蘇らせなければならない。患者が、自分自身を導く力を取り戻すことを助け、自分の新しい生、自分にできることに馴染んでいく手伝いをし、自己の発見へと誘い、患者とともにおそらくは、かつての色々なものを自分のものにしてきたそのふるまいを真似る必要がある。その時人は、治療者の内に、かつての生活のなかで自分が自分自身になることを助けてくれた人たちとは別の形で、その努力をやり直してくれる伴走者を見いだすことになる。病者はそのことをよく知っている。病者は、子どもに返ってしまったかのように経験された屈辱的な状況を味わっている。歩くことを、話すことを学び直し、日々の諸場面で他人に頼ることを覚えなければならない。病いから回復すること、あるいは治癒することは、しばしば、生きる術を学び直すことであり、それはかつてはあまり意識せずになされてきたことであるのだが、今度は、そのために必要な努力を策として講じなければならない。その努力は、患者本人だけでなく、彼を支え、助ける人々、患者が動揺していた時に抱きかかえてくれた人々の双方によってなされるものである。病いは、自分の人生が続いていくあいだずっと自分を取り巻いていた、そして自分を作り上げてくれた、この伴走者たちの存在を可視化してくれる。この修復的な治療は、同一性の確認あるいは再確認、自己の感覚の形成あるいは再構築において、人間とのつながり、まなざし、言葉がもっている力を示すのである。

結局のところ、ここに明らかにされているのは、治療の別の一面ではなく、おそらく、治療の根幹そのもの、その深層の目的である。その目的は、基本的に、ひとつの同一性の形成の内に位置づけられる。病いによって緊急に必要とされる治療は、その次の段階においてそうであるようには、主体の破局に応えるものではない。しかし治療は、その出発点からすでに、それを見通したところに位置づけられており、ひとりの人間の崩壊に抗する努力として定義される。傷に耐えることができるということ。そのことが、子どもが大きくなることを可能にし、病者が治癒することを可能にする。

病いを破局として定義すること、それは、生活を転覆させ、大きく動揺させる力、悲劇的で、苦痛で、不当な転覆をもたらすその力を強調することである。しかし同時に、そこには、混沌の両義的な経験がある。それは、おそらく自分自身では手離してしまう勇気をもてなかったであろうことも含めて、すべてを脱ぎ捨ててしまう経験である。羽目を外したカーニバルの夜のように、自分自身を別の誰かに変え、しかし時には解放する経験。新しい皮膚をまとうように、ひとつの同一性を脱ぎ捨てる。それは時としてまた、自らを治療することでもある。

訳注

〔一九〕パトリック・オトレオ（Patrick Autréaux, 1968–）はフランスの作家。医学と人類学を学び、詩や芸術批評で執筆活動を始め、後に小説を書くようになる。みずからのがん経験を踏まえ、『涙の川のなかで（*Dans la vallée des larmes*）』（二〇〇九年）、『治療する（*Soigner*）』（二〇一〇年）、『生きながらえる（*Se survivre*）』（二〇一三年）などの作品を発表している。作品のタイトル se survivre は、「死後も生き続ける」あるいは「死に損なう」「生き恥をさらす」といった意味で用いられる。ひとつの命を終えてなお生き続けているというニュアンスがともなう。

〔二〇〕「治療」とは「病者の学び」であるという見方はカンギレムから引き継がれるものである。それによれば、個体の病理的な変容は決して元の状態に復するという意味では「回復」せず、生命体は「規範的状態」の動揺とその再組織化をくり返しながら段階的に解体していくものであり、医療は、この生の道行きをたどる人を死にいたるまで励まし、支援し続ける道徳的で教育的な営みである（Canguilhem, *Écrits sur la médecine*, 2002）。病む者（すなわち、治療とともに生きる者）は、生命を「解体過程」として受けとめつつ、「規範の再形成としての治癒」の可能性を最後まで手放すことなく追い求める姿勢を学ばなければならない。

謝辞

本書は、二〇一二年から二〇一三年にかけての講演、特に、パリ・サン＝タンヌ病院での講演、スリジーにおける国際シンポジウム「治療する」での講演、「治療を別様に問う」によってシテ科学産業博物館において開催されたシンポジウム「暴力と治療」での講演、治療研究の国際セミナーの枠組みでブリュッセル自由大学で行われた講演、マルセイユのパオリ＝カルメット研究所のエスパス・エティック（プ）での講演、リールのシテ・フィロでの講演において発展させてきた諸要素を再構成したものである。これらのシンポジウムの主催者ならびに、そこでの出会いの際に指摘や質問を投げかけ、私たちが思考を深めることを助けてくれたすべての方々に感謝を示したい。本書は、セリーヌ・ルフェーヴとフレデリック・ヴォルムスの励ましがなければ決して生まれなかったことだろう。彼らが惜しみなく私の研究に寄り添い、明晰な読みを施してくれたことにここであらためて感謝する。ナタリー・ザカイ＝レイニエ、ラザール・ベナロヨ、ジャン＝クリストフ・ミノにも、意見交換を通じて本書をより一層高めてくれたことに感謝する。

最後に、以下の方々に向けて、この著作で論じた問いについて活発な議論をしてくれたことに対して心よりお礼を申し上げたい。ジェラルディーヌ・アイダン、アガサ・アーノルド、パトリック・オトレオ、マガリ・ベソン、マテュー・オムセル、ラファエル・ラミ、アニエス・ルグエ、セルジュ・リュケ、シャルル＝エドゥアール・ノトルダム、ベンジャミン・ペトロヴィッチ、そしてもちろん、ステファン・ゴディックに。

訳者あとがき

本書は、Claire Marin, *La maladie, catastrophe intime*, Presses Universitaires de France, 2014 の全訳である。

著者クレール・マランは、フランス、セルジー＝ポントワーズのリセ、アルフレッド・カストレ校のグランゼコール準備クラスで教鞭をとる哲学者であるが、自己免疫疾患によって厳しい闘病生活を強いられた経験をもつ当事者でもある。これまでに、自らの病いの経験を綴った小説『私の外で』（*Hors de moi*, Editions ALLIA, 2008）を著すとともに、病いと医療をめぐる哲学的考察を展開し、『病いの暴力、生の暴力』（*Violences de la maladie, violence de la vie*, Armand Colin, 2008）、『熱のない人間』（*L'Homme sans fièvre*, Armand Colin, 2013）などの著書を刊行してきた。

『病い、内なる破局』は、この一連の省察を引き継ぎつつ、自己免疫疾患に固有の文脈を離れ、病むとはどのような経験であるのか、そして治療とはいかなる営みであるのかを、より広い射程において問い直す試みとなっている。すでに『病いの暴力、生の暴力』でも、普遍的な水準で病いと生についての省察が展開されていたが、この時期にはまだ自らの苦しみの経験が生々しいものであったためか、その思考にも言葉遣いにも強い切迫感があった。それに比較すれば本書は、経験から少し距離を置いて、より穏やかな筆致で書かれている。それは、哲学的探究の主題としての「病い」の位置をあらためて定めようとする企てであり、以下に見るように、筆者の経験と思考を今日的な論争の文脈のなかでとらえ返そうとするものでもある。したがってまた、このテクストは、病む人の生を理解するための導きになると同時に、それを哲学的に省察することの意味を考えさせてくれる一面をもつ。訳者は哲学を専門とする者ではないが、ここでは著者の哲学観にも触れながら、マランの思考のこれまでの展開を追い、そのなかに本書を位置づけてみたいと思う。

・「自己の試練」としての哲学

マランが編者となって、他の四名の哲学者とともに執筆された『自己の試練』（*L'Épreuve de soi*, Armand Colin, 2003）という書物がある（共著者はマティアス・ゴワ、アントワーヌ・クランヴェル、ステファヌ・ルグラン、セシル・ニコ）。これは、誰がどの部分を分担したのかを明示していない文字通りの共著であって、したがってそこに記されたことがそのままマランの考えを表していると受け取ることはできない。しかし、「哲学するとはどのようなことか」を共通の問いとして置き、多様な議論を展開させつつも一定の収斂を見せていくこの著作の主張を、マランのその後に仕事に引き寄せてみることは許されるだろう。

『自己の試練』では、その冒頭から、哲学は「具体的な生活」への関与においてその「独自性」と「力」を発揮するものだ、と主張されている。哲学は「純粋に抽象的な理論」や「現実から切り離されたロゴス」ではなく、「真の意味での鍛錬」なのだと彼女らは言う。「哲学は、自分の世界に対する、そして自分自身に対する関係を作り直す力の内に、その正統性を汲み上げる」(*ibid.*, p. 9)。すなわち、哲学とは「自己の訓練」であり「生活の様式」である。

抽象的な思弁の世界にこもらず、現実の生活のなかで自らを鍛えていく営みとしての哲学。この位置づけは、病いの経験をめぐる思考の場面だけでなく、その他の主題を語る際にも、マランの著作のスタイルを特徴づけているように思える。限られた専門家のための議論に終始するのではなく、比較的広い読者層に向けて言葉を発しようとする姿勢も、彼女のこの哲学観と無縁のものではないだろう。ともあれここでは、人々が自分自身を鍛えていく営みが主題として考察されるとともに、その作業がそのまま「自己の鍛錬」でもあるような思考の実践として哲学が位置づけられる。「具体的な哲学」は「主体が自分自身の同一性を再び自らのものにしようとする努力」（*ibid*., p. 22）であると定義されるのである。そして、現実生活に沿って展開されるべき哲学的思考の焦点を示すものとして「試練（épreuve）」という言葉が選ばれている。

épreuve は、試すこと、試されることに関わる様々な経験や対象を指す言葉で、「試み」「試験」「試練」「苦難」「試合」「試し刷り」「校正ゲラ」などの多様な訳語に対応しうる。通底しているのは、そこに未だ確かなものとなっていない何か（未確定性、不安定性、混乱……）があり、苦しみや痛みや苦労を通じてそれを形にしようとする過程があるということ、そして何らかの忍耐や勇気をもってそれを引き受けていく主体が想定されていることであろう。したがって、「自己の試練（épreuve de soi）」とは、「自己」という不確かな存在が、自らを試すこと、あるいは何かによって試されることを通じてそのつど形作られていくプロセスを指す。ここで大事なことは、その試行過程は決してどこかに到達して安定するのではなく、閉じられることなく反復されるものだとされる点にある。

『自己の試練』では例えば、絶えず危険を犯し、自己を暴力にさらすことに賭けていった詩人アンリ・ミショーの企てが取り上げられ、その反復的な企ての「破綻」こそが「真の自己認識の条件である」（*ibid.*, p. 30）と論じられる。「幸いにも、私たちは自らを損ない、自らを逃す。というのも、自分自身の永続的な発明のなかにしか自分はいないのだから」（*ibid.*, p. 33）。

ミショーならずとも、自己を確かなものにしようとする試みは常に、果てしなく失敗をくり返す。その探求のたびに、「自己」は「検証不能性をあらわにし、見いだしがたいものとして自らを示し、一切の可能な把握を逃れていく」。

最も重要な教えは、「自己はこの逃走のなかにしか存在しない」ということ、「本質なきものとしての自己」は「それを固定しようとする一切の定義を免れる」（*ibid.*, p. 165）ということにある。哲学は、この不確定性を条件として、絶えず自己の輪郭を描きなおそうとする営為としてなされていくのである。

・「自己の試練」としての病い

そして、この共著においてすでに、哲学的省察を呼び起こす「試練」のひとつとして「病いの苦しみ」が位置づけられている。「苦しむ身体」を主題とした一節では、主にジョルジュ・カンギレムとフリードリヒ・ニーチェの論が取り上げられ、病いを「健康という規範」からの逸脱としてではなく、新たな規範、別様の生の可能性を開くものとする視点が提示される。

カンギレムにおいて病いとは、「環境からの要求に応えることができなくなること」（*ibid*., p. 138）であり、それまでは容易に送ることのできた生活が「苦しみとともに」成り立つようになるという経験である。その意味で病いは、それまでの「当たり前の（normal）」生活が失われることであるが、個人と環境との関係に一切の「規範性（normalité）」が失われることを意味しない。そうではなく、たとえかつての状態に比べて「劣る」としても、それまでとは別様の新たな「規範（norme）」が創出されていくのである。生物学的な意味での規範は、個人と環境との相互作用のなかで、条件依存的に、可変的な形で決まっていくのだとされる。

他方、ニーチェにおいて、病いは「現実を自らのものとして同化しえない」（*ibid*., p. 141）ことから生じる。「力への意志」は、その「病いに内在する苦しみとともに」現実を自らのものとしようとするが、それを成し遂げられない。つまり、病いはそれ自体において「生を否定しようとする苦しみ」なのだが、

「病む」ということは「その本質的な苦しみへの応答であることによって、苦しみを二重化するのである」（*ibid.*, p. 141）。この苦しみへの応答に二つの様式があるとニーチェは言う。その一つは、「苦しみに説明を与えることによってこれを乗り越えるような図式の内に組み入れることで、苦しみを減少させようとする」（*ibid.*, p. 143）というやり方。もう一つは、「苦しみを否定しようとすることなく、またとりわけ、『生に抗する証言』に類するペシミスムに陥ることなく、苦しみを試練とする（éprouver）」（*ibid.*, p. 143）というやり方である。前者においては、病いはただ否定的な経験であり、苦しみを通じて「本源的なもの」に触れることはできない。それは「力への意志」の「病める（malade）」（*ibid.*, p. 144）形である。その対極として後者は、病いを生きる「健やかなる（saine）」生を表す。ニーチェにとって、病いは、「価値にあふれた新しい世界あるいは環境の構成」であり、「きわめて明晰な認識の場」（*ibid.*, p. 145）となりうるものなのである。

カンギレムとニーチェ。この二つの視点は、「病い」を「健康という規範」からの逸脱と見る常識的視点を相対化するとともに、人々の生がその環境や現実との関係において可変的な性格を有するものであること、したがって、病いの体験を通じて自己の形を壊し、あらたな生の可能性を開き続けるものであることを示す。かくして病いは「自己の試練」の重要な一契機となるのである。

『自己の試練』が執筆されていた時期に、マランの体調がどのようなものであったのかはわからない。しかし、厳密な時間の順序がどうあれ、彼女はその後、自己免疫疾患に由来する症状を文字通り「試練」として生きていくことになる。『私の外で』に記されたのは、一つの「規範」の喪失と、そこから新たな生活が立ち上がっていくまでの容易ならざる道行きであったし、同時に、その経験の内にはじめて可視化される現実を透徹したまなざしでとらえ続けようとする意志の発露でもあった（それについては、訳書『私の外で　自己免疫疾患を生きる』ゆみる出版、二〇一五年をご一読いただければ幸いである）。

では、病いの試練を通じて問い直され、鍛え直される「自己」は、マランのもとではどのような存在としてとらえられるのであろうか。これは本書『病い』の主題の中心に関わることであるが、その前提として、フェリックス・ラヴェッソンの『習慣論（*De l'habitude*）』に触れておくことが有益であろう。マランは、自らの博士論文（L'"activité obscure" dans la philosophie de Félixe Ravaisson, Université de Paris IV Sorbonne, 2003）においてラヴェッソンをとり上げ、その後も幾編かの論文をこの十九世紀の哲学者に捧げている。以下に見るように、ラヴェッソンの思想、とりわけその「隠れた能動性」という考え方は、「病いの試練」を生きていくマランの思考を基底から支えていたように思われる。

・「習慣」、あるいは「隠れた能動性」の開示

「自然（物体、身体）と精神との深い統一性を見いだそうとする哲学的方向性」を有するという意味での「フランス・スピリチュアリスム」の代表的論者として位置づけられるラヴェッソン（一八一三―一九〇〇）が、一八三八年に刊行した論文が『習慣論』である。ラヴェッソンはここで、「努力と抵抗」の関係として「精神と身体」の二元性をとらえたメーヌ・ド・ビランの思想を継承しつつ、その深層における両者の一元性を具現化するものとして「習慣」を論じている（川口茂雄「ラヴェッソン」『現代フランス哲学入門』ミネルヴァ書房、二〇二〇年参照）。

意志によって引き起こされる運動は、意識と反省の領域にある。人は想定された目的に向けて、いかに自分の身体を動かし、どのような対象に働きかけ、何をなそうとしているのかを意識している。ビランにおいては、この能動性の発現である意志の行使によって、主体としての自己が成立するのであるが、その意志が適用される対象としての身体がこれに抵抗する。この時、抵抗を感受しつつ身体運動を実行しようとする過程は「努力（effort）」として経験される。

翻せば、この努力という様態においてこそ、主体としての自己は感知されるのである。そして、その努力を重ねることによって、身体は次第に抵抗を弱め、意志に従って動くようになる。こうして自らの意志に基づいて、確実に運動をなしうる主体が成立する。習慣の獲得とは精神が身体を我が物にしていく過程である（越門勝彦「メーヌ・ド・ビラン」『現代フランス哲学入門』ミネルヴァ書房、二〇二〇年参照）。

ラヴェッソンは、運動を呼び起こす力能（puissance）が抵抗を経験することによって努力が生まれ、その努力のなかではじめて「意志」が目覚めるとする点においてビランの発想を引き継ぎながら、運動が継続と反復を通じて習慣化していくにしたがって、それは「より自由かつ迅速」になり、同時に意識と反省から自律して、「意志の命令を待たず」活動を呼び起こすようになる点を重視する（*De l'habitude*, Editions Allia, 2007, p. 40）。この運動は、「外的な対象からの印象」に従属して引き起こされているわけではないので、受動的なものではない。つまり、習慣の内には、意志的な主体性とは別様の「能動性」が生じている。ラヴェッソンはそれを「隠れた能動性（activité obscure）」と呼ぶ（野田又夫訳〔岩波文庫、一九三八年〕では「不明瞭な能動性」。obscure(e) には、「暗い」「見えない」という意味と「曖昧」で「判然としない」という意味があって、一語に置き換えにくいのであるが、少なくともマランによるラヴェッソンの読解においては、その「不明瞭さ」よりも「不可視性」が重視されているように思える。その一面を強調してここでは「隠れた能動性」とするが、「不可視」と言っても、「見えるもの」と「見えないもの」とが明確に区分されているのではなく、闇のなかに次第に遠のいて判然としなくなる様が、obscur(e) という形容詞によって表されている）。

マランはその博士論文の冒頭において、ラヴェッソンは「存在の沈黙の領域、『非意志的な自発性の絶えることのない流れ、魂の基底において音もなく流れるもの』へと私たちを導いてくれる」、そして、「この地下領域の核心を『隠れた能動性』が治めている」（Marin, L'"activité obscure" dans la philosophie de Félixe Ravaisson, p. 10）のだと論じている。「隠れた能動性」は「ラヴェッソンの著作の全体にわたって展開される母型概念《マトリックス》」（*ibid.*, p.12）として位置づけられる。

この論文においてマランは、ラヴェッソンの思想を現象学や存在論の視点に引き寄せ、二〇世紀の思想の潮流（例えば、ポール・リクール、モーリス・メルロ＝ポンティ、ジャック・デリダ……）に結びつけようとしている。それによれば、ラヴェッソンの存在論の原理は「存在すること、それは行動することにある（être, c'est agir）」（*ibid.*, p. 26）と見るところにある。そして、この「行動を引き起こす力＝能動性（activité）」は、意志的な主体に占有されるのではなく、習慣の内に根を下ろし、身体化され、その主体の意識からは「隠れて見えない」領域で作動する。

習慣は、生命体が自らを有機的に組織し個体としての実在性を獲得する様式であるが、同時に、悟性によって把握することができないこの「存在の深み」

へと私たちが下りていくことを可能にする回路でもある。習慣の内に「機械的な反復」や「自発性の不在」しか見ることのない議論に抗して、ラヴェッソンはそこに「存在の動態の内に根を下ろした根本的な自発性」(*ibid.*, p. 42) を見いだす。人の運動は反復されるにつれて次第に意識的な統制を逃れ、「非意志的」なものとなっていくのであるが、それは能動性の喪失ではない。外的な刺激にも、意志にも先行して行動を再生産する「傾性 (tendance)」または「傾向 (penchant)」の内には、機械的な必然性とも反省的な自由とも異なる「独自の能動性」が備わっている。そして、その「傾性」に導かれる運動は、「意志や反省の領域」から抜け出しながらも「知性」を失っているわけではない (*De l'habitude*, p. 45)。習慣は、能動と受動の均衡点に作動する、身体化された知を宿すのである。

習慣の形成は、行動を引き起こす力能が存在の深みへと根を下ろし、意識と反省の主体からは見えない領域に次第に姿を隠していく過程である。しかし、意志的なものから非意志的なものへの漸進的な変容は、両者の本質的な連続性を物語っている。ラヴェッソンによれば、「習慣は意志と自然の境界線であり、中間項である。そしてそれは、可動的な中間項、絶えず移動し、一方の極から他方の極へと感じ取られぬままに発展し、前進する境界線である」（*De l'habitude*, p. 50)。「意識のより鮮明な領域から」、「自然の深み」へと「段階的に下りていくことで」、「習慣」は「自然の夜の闇のなかに光をもちこむ」（*ibid.*, p. 50-51)。このようにして獲得された「第二の自然」の内に、精神と自然との合一が表現され、生命の内的統一が実現される。ここに作動する「隠れた能動性」、すなわち悟性による把握と意志による制御の域を超えた「生命の力」への信頼は、本書におけるマランの立論のひとつの拠り所であり、同時にその病いの経験において試されたもの、試練にかけられたものではなかっただろうか。

この点とのつながりで、ラヴェッソンの習慣論のもう一つ重要な論点は、習慣を硬直的な反復として見るのではなく、時間的な持続のなかでの変化によって形成され、したがってまた変化に開かれていると見るところにある。「習慣は（…）自らを生みだした変化にしか由来しないのだとすれば、すでに存在せず未だ生じていない変化、可能なものとしての変化ゆえに存続することになる」（*ibid.*, p. 7）。習慣とは、固着した「状態」ではなく、変容の継続のなかで形成される性向である。「変化を担うことのできるものだけが、習慣を現出させることができるのだ」（*ibid.*, p. 8）。

『自己の試練』においても、ラヴェッソンに一節があてられているが、そこで確認されているのも、習慣が自己に同一性を与えつつこれを変貌させる力を有しているという点である。「一つのふるまいを反復することによって、私はそれをいわば自分自身の内に刻み込み、それが第二の自然のごときものとなる」。それによって「習慣は私の存在に形を与える」のであるが、「この形の付与は変形（dé-formation）、つまり、形の根本的な変化でありうる」（*L'Epreuve de soi*, p. 77-78）。ラヴェッソンが強調しているのは、「習慣がもつ変貌の力」（*ibid.*,

p. 78)、すなわち「自らの自然の再形成の可能性」、「私が私自身をとらえる鋳型のなかで、自己の鋳直しを行う」(*ibid.*, p. 79) 力を備えているというところにある。自らに形を付与しつつ、その形を変化させていく可能性を有する。習慣的存在は、この意味での「可塑性」によって性格づけられると言い換えてもよいだろう。

先述のように、『自己の試練』におけるこの記述がマラン自身の手によるものかどうかは判別できない。しかし、共著者たちがこのラヴェッソンの視点を共有のものとしていたことは疑いえない。自己存在に形を与え、同時にその変貌を可能にする力が、意志や意識の射程を超えたところで作動するというラヴェッソンの見方は、「病いの試練」を生きるマランの思考の源泉となっていたと見ることができる。

・「内なる破局」としての病い

他方、参照の枠組みとしては、カンギレムの重要性を再確認しておかなければならない。「病い」と「健康」をめぐるカンギレムの思想については、前訳書『熱のない人間　治癒せざるものの治療のために』（法政大学出版局、二〇一六年）の「訳者あとがき」でも触れたので、ここでは詳述しないが、個々の生命体が環境とのあいだに打ち立てる「規範的関係」の動揺として「病い」を位置づけ、条件の変化のなかで新しい均衡状態を創出していく過程を「回復」と見るという視点は、本書におけるマランの思考をベースにおいて支えている。カンギレムにおいて「健康」とは、病みつつ生きる力、すなわち、自己の生に再編を促がす作用を受け止めつつ、環境との相互作用のなかで新たな生活の形を生み出す力として理解される。生命とは、構築された規範が段階的に解体し、そのつど新たな均衡が形成されていくプロセスであり、この解体と再構築の過程に最後まで寄り添うことが「医療」の役割であるとされる。それは『熱のない人間』の基本的な主張として引き継がれるものであった。

本書『病い、内なる破局』もまた、病いの現実を生命の解体と再生の拮抗過程、すなわち「可塑性」の発現過程としてとらえ直そうとする試みである。その際に、ここでは「同一性（identité）」という言葉が主題的な位置に押し出されている。「病いは、文字通り破局《カタストロフ》であり、内的世界の、病む人の同一性の感覚の、その存在の感覚それ自体の激しい動揺である」（本書、二頁）。それは私たちの「同一性」の連続と持続に対する信頼を消失させる。この見方そのものに特段の新しさはないかもしれない。しかし、そこで損なわれたものとして現れてくる「同一性」とは何か。これをとらえることは容易なことではないし、むしろそれを問い直すことが本書の全体にわたる課題とされているように見える。病いを「同一性の傷」と見ることによって私たちの前に開かれてくるのは、その傷を負うまでは問われることのなかった自己存在の成り立ち方である。

その思考をたどる上で留意を要すると思われるところを、訳出上の問題とも絡めて記しておこう。

まず、書名にも用いられている catastrophe intime という表現について。本書では、intime を「内なる」または「内密な」と訳したのだが、それは空間的な「内」と「外」の区分を指示するものではない。医学的な診断が対象とする損傷や症状のような「目に見える」事象とは別の次元で、病む人が秘かに体験しているという一面は含意されているが、身体の内にあって見えないことが intimité の条件ではない。むしろ、ここでの intime は、人間が自己の存在を感受する際にその基調として維持されている同一性の感覚に触れるもの、本書の冒頭で用いられている比喩的表現を用いれば「存在の音調」に関わるものとして、この「破局」を位置づけている。「内なる破局」とは、存在論的な次元で問われるものなのである。

この点とも関わるが、「内なる破局」は身体上の外見から切り離された経験を指すものではない。本書にも触れられているように、「同一性の傷」は、しばしば「相貌の変化」として立ち現れる。病いは、純粋に内的な持続の層において生きられているのではなく、身体の「変形」とともに現出する。例えば、以前には似合っていた服が、今はもう自分には似合わない。そうした外見上の出来事は、病いの副次的な影響なのではなく、「自分自身を固有のものとして認証することを可能にするような身体的しるしを失うということ」（本書、四〇頁）であり、その意味において「内なる混乱」の一部である。病いがもたらす「同一性の喪失」は、単なる混乱や空白ではない。それは「変身（métamorphose）」であり、「私の体」「私の顔」が「見知らぬもの」として立ち現れるという出来事である。言い換えれば、ここで問われている「同一性」は、その人の「姿かたち（forme）」から切り離せないものとして成立しているのである。

その意味で、マランが本書で、またすでに『私の外で』においても語っている「変貌」の経験を、表層的な問題として受け止めることはできない。「もはやそこに自分の姿を認めることのできない自分自身の顔を前にして、私たちはなお何者であるのだろう」（本書、七八―七九頁）。これは、病いがもたらす容赦のない可塑性の発現を前にして、主体が自己の同一性を問う言葉である。

・新しい「習慣」の獲得としての回復

しかし、本書におけるマランは、病いとともに立ち現れる生の解体的な一面ばかりを強調しているわけではない。第五章では、病いがもたらす「断絶」を「存在論的動揺」としてとらえた上で、次のような問いを提示している。すなわち、それは、「同じひとりの人間」であり続けることを可能にする内的な統一を病いが破壊していることを意味しているのであろうか、と。

この問いに応えて、自己存在を構成するものは習慣であるという視点が引き出され、そこから「同一性」についての二層的な見方が提示されていく。一面において、病いによって動揺し、解体しつつあるように思える「同一性」とは、ある時期における「生活習慣」に過ぎないのであり、その基底に実体的な「自己」を想定する理由はないのだということ。しかし、ラヴェッソンが論じていたように、習慣は変化に開かれており、自己を変貌させる力を有している。その可塑的を支えるのは、精神と自然の合一の層において働く、「隠れた」力能である。この力こそ、病いによる変貌、生命体の解体と再構成のなかでなお、その人を「同じひとりの人間」たらしめる「内的な統一」を形作り、保ち続けるのではないか。本書では「隠れた能動性」という表現は用いられていないものの、病いからの治癒をもたらす生命の力を、マランは「隠れた（obscur）」「秘かな（secret）」次元に見いだしている。

少なくとも、「治療」はこの秘められた力への信頼を手放すことなく、「内的なつながりを再創造し、患者が新しい生活習慣を形作るのを助ける力」（本書、九六頁）とならなければならない。この見方は、規範的関係の解体と再構築の過程として病いをとらえ、くり返されていくその再編の過程に寄り添い、病む人を最後まで励まし続ける営みとして医療を位置づけたカンギレムの思想を引き継ぐものであり、その前提において、カンギレムの言う「生命の規範性」、すなわち「病みつつ生きる力」の持続を有機体の核にあるものとみなす視点を共有するものでもある。

だが、この可塑性の発現過程において、主体の同一性が断ち切られて、深層における不連続性が露わになってしまうことはないのだろうか。私たちは無条件に、変貌しつつ持続する存在の「内的な統一」を信じることができるだろうか。

この問いにおいてマランは、カトリーヌ・マラブーの哲学に対峙することを強いられる。

•「可塑性」の二つの顔

マラブーは、その博士論文『ヘーゲルの未来　可塑性・時間性・弁証法』（一九九六年〔西山雄二訳、未來社、二〇〇五年〕）においてヘーゲルの思考の系統的読解を可能にする鍵として「可塑性」という概念をつかみだし、これをその後の自らの省察の主題としてきた。「可塑性」とは、存在者が何らかの力の作用を被むりつつ、これを内部からの力へと変換することで自らを変形し続ける性質を指す。「形を受け取り、同時に形を与えること」による自己造形の過程。マラブーは、その探求を進めるなかでやがて神経科学の知見に接近し、脳神経システムに可塑性が備わっていること、すなわち、シナプスによる情報伝達の回路は固定的に構造化されているのではなく、「伝達の性能を修正する能力を有する」ということ、「その情報を形作り、その形を変える力」（*La Plasticité au soir de l'écriture*, Éditions Léo Scheer, 2005, p. 110-111）を備えていることを認識していく。そして、思考と人格を支える脳神経システムの可塑性は、時に、それまでに維持されていた「同一性」を消去し、「別の存在形式」を作り出しうるということを見いだす。シナプス結合の改変作用は「脳の構造を根底からくつがえし」、新たな「同一性」を形成することがある。マラブーはこの「同一性の解体を通じて心が形成される作用」、「断絶」による自己の再形成のあり方を「破壊的可塑性」と名づけ、過去からの連続性を損なうことなく変形をもたらしていくような「構築的可塑性」から区分する（『新たなる傷つきし者』平野徹訳、河出書房新社、二〇一六年）。

「解体的で破壊的な破裂を起こしうるだけの力を、私たちの誰もが潜在的に備えており、それはいつ顕在化し、形をなし、現働化するかもしれない」（『偶発事の存在論』鈴木智之訳、法政大学出版局、二〇二〇年、一〇頁）。そして、「損傷と断絶が生じたときに、何かが姿を見せる」。その時、「個人存在は自らよそよそしいものとなってどこかにいなくなってしまう。もうそこには、誰の姿も認められない。自分を自分として認めることができない」（同一一頁）。こうした、破壊的可塑性の極端な例は、重篤な脳損傷患者や戦争で外傷的経験を負った人に求められるが、『偶発事の存在論』では、もっとありふれた、一見すると些末にも見える偶発的な出来事（例えば、失業やパートナーとの離別）によってもそれは生じ、誰にとっても避けることのできない「老い」という現象のなかに、可塑性の二側面が見いだされるのだと論じられる。「私たちの誰もが、ある日別人に、まったくの別人に、それまでの自分とは決して折り合いをつけることができない何者か」（同六頁）になりうるのである。

そうであるとすれば、重篤な病いの経験は、仮に命が取り留められその後の生活が可能になったとしても、存在者としての同一性を確かに保っていると言えるのか。少なくとも、生命体としての内的な統一性の持続を無条件に信じることはナイーブな態度なのではないか、という問いが呼び起こされる。

この問いを明示的に受け止めた上で、本書におけるマランはマラブーの立論に抗おうとしている。「病いを抜け出す、あるいは少なくともそこから回復するということは、まったく別の誰かになってしまうということではなく、『新しい皮膚』をまとうということである」（本書、九二頁）。だが、「病いは、自分の体と思考を変形させ、それらを支え導く内なる構造の再配置を強いる」（本書、九二頁）ことを、彼女は知っている。その時、その生命有機体の可塑性の発動が、「破裂的な形でかつての個人を消失させてしまう」ことにはならないと、なぜ言いうるのか。マランの視点に立てば、それは、「非意志的なものの新たな形の創出、主体の深みに埋め込まれた暗黙の力の組織化された全体の創出」（本書、九二―九三頁）がなければ、「内なる破局」を超えて生き延びることはできないからである。生命の「可塑性」は、「新しい生活習慣に形を与え、よそよそしいものになってしまった体や心を別様に自分のものにしていく主体の力の内にある」（本書、九三頁）。

この、「暗黙の力の組織化された全体」、あるいは「主体の力」という言葉遣いの背後には、ラヴェッソンの「隠れた能動性」という考え方を見ることができるし、同時にそれはカンギレムが論じた生命の「規範形成力（normativité）」

への信頼を語るものでもある。先に見たように、マランは一方において、「自己の感覚」が「習慣」によって「構築」されたものでしかなく、また「自分が自分であるということ」が身体の外観、「姿かたち」と不可分のものであると も考えている。その次元における「同一性」は病いによって容易に変形し、損なわれていく。その意味で、「損傷経験としての苦しみは、自分自身の存在の構築性を露わにさせる」(本書、九六頁)。しかし、この危機の状態を抜け出し、「新たな形」を作り出す力は、「主体の深み」において、意識的反省の届かない次元で、「暗黙の力」として持続している。そもそも、そうした生命体の力がなければ「回復」は可能にならないのではないか。マランはそう考えているようである。

マランが擁護するこの「仮説」が、マラブーのそれに対する十分な反論となりえているとは言い難い。マラブーは、西洋の思想において「変身」が「存在の全面的な変形」と見なされることがなかったこと、どれほどの変化を被ろうとも主体の同一性と連続性が完全に断ち切られてしまうとは考えられてこなかったことを指摘し、それは「心理的メシアニズム」にほかならないと批判する。そして、その思考されざる可能性を思考する契機として「破壊的可塑性」概念を呼び入れている。マラブーの視点からは、マランの立場は、既存の枠組みに回帰するものに過ぎないと見えるかもしれない。少なくともそれは、マラブーによって開かれてしまった不安を確実に払拭することはできないだろう。

しかし、思考の圏域を押し開こうとするマラブーの言葉は、逆に、現実を過度に危ういものとして切り取っているかもしれない。とりわけ、病む人の生に寄り添う臨床の場面に立って見れば、その概念はいささか性急に問題を切り詰めてしまう危険性を有している。例えば、マラブーはアルツハイマー病にともなう人格性の変容を「破壊的可塑性」の代表的な事例として挙げるのであるが、認知症ケアの現場からしてみれば、それはいささか乱暴な一面化に思える。脳神経システムの変質は、記憶や認知の障害として語られるような変化をもたらしつつ、他方で、容易には同一性を失われならことのない「その人らしさの核」を表し続ける。その両面に寄り添いつつ、その人の生をいかに支えるのかに苦心を重ねている人々にとって、マラブーの議論はどこか不意を襲って切りつけるような趣がある。その問いを受け止めつつ、「試練」としての病いをどう生きていくことができるのか。そして、その治療にあたる者は何に信を置いて病む人に関わればよいのか。それを考えるためにも、マランが支持した「仮説」を簡単に手放してしまうわけにはいかない。

・「治療」の可能性

いずれにしても本書では、「破壊的可塑性」論に対する一定の留保を示した上で、主体が存在論的動揺を超えて新しい生活習慣を再創造していく過程に寄り添う営みとして「治療」が位置づけられる。「治療」は、身体的損傷に対する技術的修復である以前に、病む人の生命に備わる力が内発的に立ち上がり、自己と環境とのあいだに新しい関係を築き上げていくことを可能にする技として要請される。その意味での可塑性の発現のためには、身体を医療的処置の対象としてとらえてしまうのではなく、病む人が「主体として迎えられる」（本書、一〇五頁）ことが必要である。それは、高度な技術の適用よりもむしろ、傍らにいること、まなざしを注ぐこと、手を触れることといった、原初的な「寄り添い」によって実現される。例えば、傷口に包帯を巻くこと、病んでいる自己の身に起こったことを語る言葉に誰かが耳を傾け続けること。そうした、取るに足らないとも思える「配慮」が向けられることで、「失われていた主体」を「自分自身のもとに連れ戻すことができる」。そうした「治療」が「可感的な外皮」を、「患者が自分自身の存在を感じることを可能にする『皮膚』を作り出す」（本書、一一八頁）のである。治療者の役割は、患者が自分自身の生活を形作り直し、それを通じて再び自分自身になっていくための作業を傍らにあって支援し続けることにある。新しい自己の習慣を学び直す協働的な営みとしての「治療」。その可能性をめぐるマランの考察は、病いとして現れる解体の力に曝されながら、一つの同一性を脱ぎ捨て、新しい皮膚をまとい続ける、生命の可塑性に希望を託す形で閉じられている。

「純粋に抽象的な理論」や「現実から切り離されたロゴス」ではなく、「具体的な生活」への関与としてなされるものとしての哲学。その思考の力は、破局的な動揺を超えて、再び自分自身であろうとすること、その意味での「回復」への希望を現実のものにしようとする実践の場において試されることになる。本書に記された言葉は、病いを生きる人、また病む人に寄り添って生きる治療者たちの思考にどこまで触れることができるだろうか。訳者としては、彼女の思索が「試練」を経験している多くの人に届き、それぞれの生を触発するものとなることを願うばかりである。

本訳書の刊行に当たっては、『熱のない人間　治癒せざるものの治療のために』、『偶発事の存在論　破壊的可塑性についての試論』に引き続き、法政大学出版局の前田晃一さんにお世話になった。感謝の言葉を申し上げたい。

ありがとうございました。

二〇二一年七月二九日

鈴木智之

参考文献

François ANSERMET, *Clinique de l'origine,* Nantes, Édtions nouvelles Cécile Defaut, 2012.

Didier ANZIEU, *Le Moi-peau*, Paris, Dubod, 1995.〔D. アンジュー『皮膚-自我』、福田素子訳、言叢社、1996年〕

Patrick AUTRÉAUX, *Se survivre,* Lagrasse, Verdier, 2013.

Alberto BARRERA TYSZKA, *La Maladie*, Paris, Gallimard, 2010.

Georges BATAILLE, *L'Érotisme,* Paris, Minuit, 1957.〔G. バタイユ『エロティシズム』、酒井健訳、ちくま学芸文庫、2004年〕

Henri BERGSON, *Les Deux Sources de la morale et de la religion*, Paris, Puf, « Quadrige », 1995.〔H. ベルクソン『道徳と宗教の二つの源泉』、合田正人・小野浩太郎訳、ちくま学芸文庫、2015年〕

Geroges CANGUILHEM, *Le Normal et le Pathologique*, Paris, Puf, « Quadrige », 1999.〔G. カンギレム『正常と病理』、滝沢武久訳、法政大学出版局、2017年〕

——, *Écrits sur la médecine*, Paris, Seuil, 2002.

J. M. COETZEE, *L'Homme ralenti*, Paris, Seuil, « Points », 2007.〔J. M. クッツェー『遅い男』鴻巣友季子訳、早川書房、2011年〕

Gilles DELEUZE, *L'Image-mouvement*, Paris, Minuit, 1983.〔G. ドゥルーズ『シネマ１＊運動イメージ』、財津理・齋藤範訳、法政大学出版局、2008年〕

Vincent DESCOMBES, *Les Embarras de l'identité*, Paris, Gallimard, « NRF essais », 2013.

Georges Devereux, *La Renonciation à l'identité. Défense contre l'anéantissement,* Paris, Payot et Rivages, «Petite bibliothèque Payot », 2009.

Claude-Olivier Doron, Cécile Lefèvre, Alain-Charles Masquelet, *Soin et Subjectivité,* Cahier du centre Georges Canguilhem, Paris, Puf, 2011.

Guillaume de Fonclare, *Dans ma peau*, Paris, Stock, 2010.

Michel Foucault, *Naissance de la clinique*, Paris, Puf, 1963.〔M. フーコー『臨床医学の誕生』、神谷美恵子訳、みすず書房、2020年〕

Philippe Forest, *Tous les enfants sauf un*, Paris, Gallimard, 2007.

Sigmund Freud, « L'inquiétante étrangeté », *Essais de psychanalyse appliquée*, Paris, Gallimard, 1933.〔S. フロイト「不気味なもの」藤野寛訳、『フロイト全集17　1919–22年』、岩波書店、2006年〕

Arno Geiger, *Der alte König in seinem Exil*, Munich, DTV, 2012.〔A. ガイガー『老王の家　アルツハイマー病の父と私』、渡辺一男訳、新日本出版社、2013年〕

Erving Goffman, *Stigmate. Les Usages sociaux du handicap,* Paris, Minuit, 1989.〔E. ゴッフマン『スティグマの社会学　烙印を押されたアイデンティティ』、石黒毅訳、せりか書房、2001年〕

Hervé Guibert, *À l'ami qui ne m'a pas sauvé la vie*, Paris, Gallimard, « Folio », 1990.〔H. ギベール『ぼくの命を救ってくれなかった友へ』、佐宗鈴夫訳、集英社文庫、1998年〕

——, *La Pudeur et l'Impudeur*, BQHL Editions, 2009.

Fabrice Gzil, *Alzheimer, maladie du temps,* Paris, Puf, « Questions de soin », 2014.

Jean-Michel Hennebel, *Le Problème philosophique de la rééducation. Le cas particulier de l'enfant cérébro-lésé, au croisement des savoirs : philosophie des sciences cognitives, phénoménologie et philosophie de l'éducation*, Université Charles de Gaulle-Lille III, 2009.

David HUME, *Traité de la nature humaine, livre I : L'Entendement*, Paris, GF Flammarion, 1995.〔D. ヒューム『人間本性論　第1巻　知性について』、木曾好能訳、法政大学出版局、2011年〕

——, *Traité de la nature humaine, livre II : Les Passions*, Paris, GF Flammarion, 1991.〔D. ヒューム『人間本性論　第2巻　情念について』、石川徹・中釜浩一・伊勢俊彦訳、法政大学出版局、2011年〕

Dominique JANICAUD, « Habiter l'habitude », *Les Études philosophiques,* n° 1 /1993.

Céline LEFÈVRE, *Devenir médecin,* Paris, Puf, « Questions de soin », 2012.

David LE BRETON, *Des Visages*, Paris, Métailié, 2003.

——, *Anthroplogie de la douleur*, Paris, Métailié, 2006.

——, « Douleur », « Visage, anthropologie du visage » in *Dictionnaire du corps* (dir.Michela Marzano), Paris, Puf, « Quadrige », 2007, それぞれ p. 232-326, p. 974-977.

Catherine MALABOU, *Les Nouveaux Blessés, De Freud à la neurologie, penser les traumatismes contemporains*, Paris, Bayard, 2007.〔C. マラブー『新たなる傷つきし者　フロイトから神経学へ　現代の心的外傷を考える』、平野徹訳、河出書房新社、2016年〕

——, *Ontologie de l'accident. Essai sur la plasticité destructrice,* Paris, Leo Schéer, 2008.〔C. マラブー『偶発事の存在論　破壊的可塑性についての試論』、鈴木智之訳、2020年〕

Claire MARIN, *Violences de la maladie, violence de la vie*, Paris, Armand Colin, 2007.

——, « Maladie », in Mechela Marzano (dir.), *Dictionnaire de la violence,* Paris, Puf, 2010.

——, « Maladie chronique ou le temps douloureux », in *Traité de la bioé-*

thique, Emmanuel Hirsch (dir.), Paris, Érès, 2010.

——, *L'Homme sans fièvre*, Paris, Armand Colin, 2013.〔C. マラン『熱のない人間　治癒せざるものの治療のために』、鈴木智之訳、法政大学出版局、2016年〕

Angero Merendino, « the battle we didn't choose » http://mywifesfightwithbreastcancer.com/

Maurice Merleau-Ponty, *Phenoménologie de la perception,* Paris, Gallimard, « Tel », 1992.〔M. メルロ＝ポンティ『知覚の現象学』、中島盛夫訳、法政大学出版局、2015年〕

Henri Michaux, *Qui je fus*, Gallimard, Paris, « Poésie », 2000.

——, *Épreuves, exorcisme*, Paris, Gallimard, « Poésie », 1999.〔H. ミショー『試練・悪魔祓い』、小島俊明訳、思潮社、1964年〕

Montaigne, *Essais*, Paris, Gallimard, « Bibliothèque de la Pléiade », 1989.〔モンテーニュ『エセー』、原二郎訳、岩波文庫、2015年〕

Jean-Luc Nancy, *L'Intrus*, Paris, Galilée, 2000.〔J. -L. ナンシー『侵入者　いま〈生命〉はどこに』、西谷修訳、2000年、以文社〕

Flannery O'Connor, *L'Habitude d'être* in *Œuvres complètes*, Paris, Gallimard, « Quatro », 2009.〔F. オコナー『存在することの習慣　フラナリー・オコナー書簡集』、サリー・フィッツジェラルド編、横山貞子訳、筑摩書房、2007年〕

Pascal, *Pensées*, Paris, Garnier-Flammarion, 1976.〔パスカル『パンセ』、前田陽一・由木康訳、中公文庫、2018年〕

Benjamin Petrovic, *Élements fondamentaux de l'identité : narcissisme, identification, sexuation, trois problématiques cliniques en psychopathologie,* 2005. http://med2.univ-angers.fr/discipline/psychiatrie_adulte/theses/petrovic2005.htm

Félix Ravaisson, *De l'habitude*, Paris, Allia, 2007.〔F. ラヴェッソン『習

慣論』、野田又夫訳、岩波文庫、1938年〕

Paul Ricœur, *Philosophie de la volonté,* t.1 : *le Volontaire et l'Involontaire,* Paris, Aubier, 1988.〔P. リクール『意志的なものと非意志的なもの（Ⅰ）〜（Ⅲ）』、滝浦静雄・箱石匡行・竹内修身・中村文郎訳、紀伊国屋書店、1993–95年〕

——, *Soi-même comme un autre*, Paris, Seuil, « Essais », 1990.〔P. リクール『他者のような自己自身』、久米博訳、法政大学出版局、2010年〕

——, *Le Mal, un défi à la théologie et à la philosophie*, Genève, Labor et fides, 2004.

——, *Vivant jusqu'à la mort*, Paris, Seuil, 2007.〔P. リクール『死まで生き生きと　死と復活についての省察と断章』、久米博訳、新教出版社、2010年〕

——, *Souffrance et douleur. Autour de Paul Ricœur*, Paris, Puf, « Questions de soin », 2012.

Clément Rosset, *Loin de moi, étude sur l'identité*, Paris, Minuit, 1999.

——, *Tropiques, cinq conférences mexicaines*, Paris, Minuit, 2010, « Qui suis-je », p. 29-43.

Oliver Sacks, *L'Homme qui prenait sa femme pour un chapeau*, Paris, Seuil, « Essais », 1992.〔O. サックス『妻を帽子とまちがえた男』、高見幸郎・金沢泰子訳、ハヤカワ文庫、2009年〕

Susan Sontag, *La Maladie comme métaphore*, Paris, Bourgois, 2005.〔S. ソンタグ『隠喩としての病い　エイズとその隠喩』、富山太佳夫訳、みすず書房、2012年〕

Agatha Tuszynska, *Exercices de la perte*, Paris, Grasset, 2009.

Paul Valéry, *Discours aux chirurgiens, Œuvres* I, Paris, « Pléiade », 1957.〔P. ヴァレリー「外科学会での演説」、佐藤正彰訳、『ヴァレリー

全集9』、1967年、筑摩書房〕

Simone Weil, *Attente de Dieu*, Paris, Fayard, 1966.〔S. ヴェイユ『神を待ちのぞむ』、田辺保訳、勁草書房、1987年〕

——, *L'Amour de Dieu et le malheur,* in *Œuvres*, Paris, Gallimard, « Quatro », 1999.

Donald W. Winnicott, « Le concept de faux soi », « Cure », *Conversations ordinaires*, Paris, Gallimard, « Folio Essais », 2006.〔D. ウィニコット「偽りの自己の概念」、「治療　癒すこと」、『家庭から社会へ　ウィニコット著作集3』、牛島定信監修、井原成男・上別府圭子・斉藤和恵訳、岩崎学術出版社、1999年〕

Ludwig Wittgenstein, *De la certitude*, Paris, Gallimard, « Tel », 1987.〔L. ウィトゲンシュタイン『確実性の問題／断片』、黒田亘・菅豊彦訳、大修館書館、1975年〕

Frédéric Worms, *Le Moment du soin, À quoi tenons-nous ?*, Paris, Puf, 2010.

——, *Revivre*, Paris, Fayard, 2012.

——, *La Vie qui unit et qui sépare*, Paris, Payot, 2013.

Pierre Zaoui, *La Traversée de catastrophes. Philosophie pour le meilleur et le pire*, Paris, Seuil, « L'ordre philosophique », 2012.

Fritz Zorn, *Mars*, Paris, Gallimard, « Folio », 2008.

《叢書・ウニベルシタス　1136》
病い、内なる破局

2021年11月18日　初版第1刷発行

クレール・マラン
鈴木智之 訳
発行所　一般財団法人　法政大学出版局
〒102-0071 東京都千代田区富士見2-17-1
電話03(5214)5540 振替00160-6-95814
組版：HUP　印刷：ディグテクノプリント　製本：積信堂

Printed in Japan

ISBN978-4-588-01136-8

著　者

クレール・マラン（Claire Marin）

1974年、パリに生まれる。2003年にパリ第四大学（ソルボンヌ）で哲学の博士号を取得。「現代フランス哲学研究国際センター」のメンバーを務めるとともに、セルジー＝ポントワーズのリセ、アルフレッド・カストレ校のグランゼコール準備クラスで教鞭をとる哲学者である。自らが多発性の関節炎をともなう自己免疫疾患に苦しめられ、厳しい治療生活を送ってきた患者（当事者）でもあり、その経験を起点として、「病い」と「医療」に関する哲学的な省察へと歩みを進め、精力的な著作活動を続けている。著書に、『熱のない人間――治癒せざるものの治療のために』（鈴木智之訳、法政大学出版局、2016年）、自らの経験を小説として綴った作品『私の外で――自己免疫疾患を生きる』（鈴木智之訳、ゆみる出版、2015年）などがある。

訳　者

鈴木智之（すずき・ともゆき）

1962年生まれ。法政大学社会学部教授。著書に、『村上春樹と物語の条件――『ノルウェイの森』から『ねじまき鳥クロニクル』へ』（青弓社、2009年）、『眼の奥に突き立てられた言葉の銛――目取真俊の〈文学〉と沖縄戦の記憶』（晶文社、2013年）、『死者の土地における文学――大城貞俊と沖縄の記憶』（めるくまーる、2016年）、『ケアとサポートの社会学』（共編、法政大学出版局、2007年）、『ケアのリアリティ――境界を問いなおす』（共編著、法政大学出版局、2012年）。訳書に、A・W・フランク『傷ついた物語の語り手――身体・病い・倫理』（ゆみる出版、2002年）、B・ライール『複数的人間――行為のさまざまな原動力』（法政大学出版局、2013年）、G・サピロ『文学社会学とはなにか』（共訳、世界思想社、2017年）、C・マラブー『偶発事の存在論――破壊的可塑性についての試論』（法政大学出版局、2020年）などがある。